幕末から廃藩置県までの西洋医学

吉良枝郎
順天堂大・自治医大名誉教授・医学博士

目次

1 序文

先に『日本の西洋医学の生い立ち―南蛮医学渡来から明治維新まで―』と題する一書を刊行した。自治医科大学、順天堂大学を通じて講義をした当時の医学生諸君、一緒に仕事をした医師、コーメディカルのみなさんに、さらに広げて患者のみなさんに、日本の医学はどのように成り立ってきたかを理解していただく一助になればという著者のだいそれた願いからであった。前著のサブタイトルに、「……明治維新まで」となっているのは、続編があるのですねと、二、三の後輩から問われた。著者自身も、当初からその意図を持っていた。しかし、その続編が「……廃藩置県まで」で終わろうとは予期してはいなかった。

本書の2章と3章で記述したが、維新初年、すなわち慶応四年の冒頭から明治元年末までの一年の間だけでも、政治面だけでなく、医学面で、その時までみたことも経験したこともなかった変革が連続して起こった。維新であるから政治面でのそれは当然としても、医学の世界でなぜ、誰が、これまでもというのが、続編に手を触れだした冒頭での著者の疑問であった。

日本の開化は十八世紀中期から始まり、そして十九世紀前半では、文化・文政の蘭学時代を迎え、加速された。しかし、幕府の権力を笠にきた儒学、漢方医の抵抗で、その後は前進、後退を余儀なくされた。この抵抗は、ペリーの来航に代表される西欧からの圧力で押しのけられた。この西欧の圧力に対抗すべく、幕府は未曾有の大変革を行った。蘭学、蘭方医学を公式に受け入れ、オランダ海軍による洋式海軍伝習、洋学所の設立、オランダ医師による洋式医学の伝習、英語など諸外国語の伝習を始め、海外に留学生を派遣した。幕府は、このために長崎の蘭通詞、諸藩の、いや町の蘭学者、蘭方医たちを江戸に糾合して、その能力を提供させた。血なまぐさいという印象で色づけられてきた攘夷、倒幕の幕末に、日本の開化は、最高に加速されて、維新に突入した。

維新が成立すると、新政府は次代の人材育成のために、旧幕府高等教育施設を刷新し、新教育システムの充実を急いだ。この場には、多くの外国人教師が雇用され、幕末日本の開化に貢献した蘭学者は主役ではなかった。日本の医学は、躊躇なく蘭方医学からイギリス医学へ、そしてドイツ医学へと切り替えられた。長年わが国の医学教育に貢献してきた蘭方医も主役の座にとどまりえなかった。

驚くべきことであるが、多くの藩は、新政府の動きに遅れまいと、人材育成のために新しい教育の確立を急いだ。中央では主役の場からはずされた蘭方医、蘭学者たちは、遠く欧・米から教師を招請し、自分たちの地に洋学、西洋医学を起こし、各藩の開化を押し進めようとした。しかし、維新四年目にして、第二の明治維新と呼ばれる廃藩置県が、突如実施された。幕藩政治の遺残を切り捨て、新しい中央集権国家を作り上げるためには余儀ない行為ではあったろう。日本各地に萌え出していた各藩での洋学、西洋医学の新芽は、容赦なく踏み潰されてしまった。

そして、医学教育を含め政府主導の教育政策路線が、維新初期からわが国にしかれた。

2

明治維新と矢継早な諸改革

幕末から、そして鳥羽・伏見で始まった戊辰戦争を通じて一段と増幅された、倒幕、王政復古の掛声は、物騒がしく叫ばれ、その実現にしゃにむに、実力が行使された。錦の御旗を担いだ薩摩、長州の連合軍が大きな役割を果たし、彼らが企図した天皇親政の形は一応実現した。司馬遼太郎は「〝青写真〟なしの新国家」（『明治という国家』）というが、欧米諸国の政治形態に関する知識は全く零ではなかった。いや、幕末を通じてかなりの認識を持つに至った人物が、幕府、新政府の両側に少なからず存在した。確かに、財政的基盤は全く破産状態にあった。しかし、少なくとも、新政府の自負は大きなものであったろう。

新政府は、日本を変革し、天皇親政の新しい中央集権体制を一日も早く強化安定させるためにと、矢継早に布達を繰りだした。その成果はともかく、極めて積極的に、いやむしろ気短にその実現が求められた。

当時の日本で、国の内外に、広く、深い見識を持っていた識者の一人福沢諭吉は、幕府崩壊とともに直ちに士籍を脱し平民となった。そして、新政府は従来からの鎖国攘夷路線からは離れることはないだろうと見ていたようである。しかし、この矢継早な革新政策を断行する新政府をみて、福沢は「コリャ面白い」と新政府を見直したという（小泉信三『福沢諭吉』）。読者には復習になるのであろうが、当時の西洋医学の変貌ぶりと比較したいので、明治初年の新政府の動きを著者なりにまとめた。

幕府が結んだ諸外国との条約の尊重と「五箇条の誓文」

鳥羽伏見の戦いの直後、慶応四（一八六八）年一月十日に、新政府は旧幕府が修好通商条約を結んだ諸外国に対して、条約はそのまま受け継ぐことを通告した。また、国内に対して、外国と和親するとの詔勅を発し、尊皇攘夷を信じて倒幕を押し進めてきた公卿、武士、国学者を仰天させている（井上清『日本の歴史』）。福沢諭吉も、驚いた一人であったわけである。

新政府は、慶喜が大坂城を脱出するや、慶喜追討と全国に散らばる旧幕府領没収のため、二月初旬から軍事行動を開始した（幕政時代は〝大坂〟、新政府発足とともに〝大阪〟と改名された。〝箱館〟〝函館〟も同様である）。日本全土に向け、鎮撫、追討の総督を派遣した。それぞれの総督には、公家が据えられ、実際の指揮は参謀となった薩摩、長州の武士が行った。九州、山陰、中国、四国の西日本は、行動開始後一月もしないうちに、抵抗もなく新政府に従った。有栖川宮熾仁親王を大総督とする東征軍は、東海道、東山道、北陸道から江戸に向かった。北陸道の戦いは厳しいものであった。しかし、東海道、東山道に向けての進軍は、甲府で近藤勇らの若干の抵抗はあったが、そう厳しいものではなかった。慶応四年三月十三日が、有名な勝と西郷の江戸城明渡に関しての会談の初日である。

東征軍の江戸城攻撃開始予定の前日、すなわち三月十四日に、公議世論による国政運営、開国和親の対外方針、知識を世界に求め、旧来の陋習を破ることなどを内容とする「五箇条の誓文」が発布された。公儀世論によるなどの考え方は、徳川二百五十年余、いやつい三カ月前の、「神武創業」に範を求めた慶応三年十二月九日の王政復古宣言時にも存在しなかった。知識を世界に求めるという態度は、従来からの儒教思想を基盤とした幕藩体制とは相容れないものである。誓文は、世界の大勢に応じうる近代国家へと、体制の整備を急ぐことを国内に公示したものである。

福井藩から参与として新政府に出仕していた由利公正がその原案を起草し、同じく土佐藩からの福岡孝弟が修正、総裁局の木戸孝允が最終的に修正したものという。そして、新政府側の公家や各藩主たちは、この誓文に違反しないという趣旨の誓約書に速やかに署名することが求められ、京都にいた、総計五百四十四名の宮家公家、藩主が署名した。すなわち、宮、公家はもちろんであるが、諸藩主も、直接に天皇と臣従関係を結んだこととなる。維新政府は天皇の名において、諸藩への統制が可能になったことになる（松尾正人『廃藩置県　近代統一国家への苦悶』、勝田政治『廃藩置県「明治国家」が生まれた日』）。幕府および佐幕の諸藩はすでに追討の対象とされ、新政府を認める諸藩は臣従関係を誓約したわけであるから、王政復古が、形の上では、ここに達成されたことになる。

そして直ちに、諸藩にたいし藩政改革の命令が出されている。誓文に従い、藩成立以来のしきたりであっても現在の時勢に合わないものは廃し、従来の門閥制度を打破して賢才を登用すべきこと、朝廷・諸藩の一体化を目指すよう全力を尽くすことを指示している。これらの改革の実行を確かめるために、巡察使を派遣することも決めている。

近畿以西がやっと新政府の勢力下に入ったばかりの時期である。

府藩県三治体制

勝と西郷の話し合いは成立し、四月十一日江戸城は開城され、慶喜は水戸に蟄居した。天皇親政、幕府崩壊後半年もしない四月二十一日に、立法、司法、行政の三権分立、そして官吏公選をも定めた政体書が布達された。さらに、天皇親政の下での地方行政区画である、府藩県三治体制の実施が定められている。

徳川家の禄高は七十万石に削られ、静岡に領地を移すことが決定された。旧天領、旗本の知行地などや「朝敵」諸藩の領地は、没収あるいは削封された。これらの没収地には、当初は大阪鎮台、兵庫鎮台など、鎮台が置かれ、新政府の行政官が派遣された。これらは、数カ月も経たないうちに大阪裁判所、兵庫裁判所とその呼称が変更されている。裁判所とは、今日とは異なり、司法のみならず行政をも担う民政機関である。これら新政府直轄地は、最終的に府、あるいは県に改称された。

一方、新政府に協力した藩、たとえば鹿児島藩、山口藩などは、そのまま従来の石高で、従来の藩名で存置することが認められ、知藩事にはそれぞれの藩主が任ぜられた。このようにして、新政府の地方行政単位である、府藩県の三治の体制が形作られた。

四月に京都府、函館府が、同五月に大阪府、長崎府が制定され、同九月までに神奈川府、東京府、度会府（伊勢）、奈良府、新潟府が生まれている。同様、九月までに大津、日田、倉敷、兵庫、三河、堺などひとまず二十余の旧幕府直轄地に県制がしかれている。そのおのおのに、知府事、知県事を任命している。知府事は旧幕府時代の奉行に、知県事は旧代官に相当した（明治二［一八六九］年からは、知府事を府知事に、知県事を県知事に変えている。以後後者を使う）。もっとも、明治二年七月には東京、京都、大阪の三府を除いて、残りの七つをすべて県に改称している（宮武外骨『府藩縣制史』）。

これら府、県には、維新に貢献した公家または新政府に肩入れした諸藩の有力武士たちが、それぞれ府知事、県知事に任命され、赴任している。その代表例といえるが、東京府知事には烏丸光徳、京都府知事には長谷信篤のような公家出身者が、幕府の天領であった日田の県知事に鹿児島藩士松方正義が、長崎、横浜、函館に次いで第四のわが国の貿易港として開港された兵庫の県知事に山口藩の伊藤博文が、富岡の県知事に土佐藩の佐々木高行が、神奈川県知事には数回の渡欧の経験を持ち、英語に堪能な鹿児島藩士寺島宗則が任命されている。

府、県を設置した後、新政府は府県と藩との一体化を図った。従来、各藩にあっては、家老、用人など、その職制は統一されたものでなく、ばらばらであった。十月には従来の藩の職制を改め、すべて執政、参政、公儀人と統一した。これも、二年七月の版籍奉還後には、知事の下に大参事、小参事が置かれた。また、藩主の家事と藩の公事を別にし、府県に準じて簡素化し、門閥にかかわらず人材を登用することを命じている。

天皇親政の体制は、なお度々の改訂がなされていく。そして、次々と積極的な施策が導入されていっている。

江戸から東京へ、そして慶応から明治に

七月には、江戸が東京と改称された。この時、京都から東京への遷都が決定されたわけではないが、その含みがあったことは疑いなかろう。延暦十三（七九四）年以来千年余続き、長い歴史に彩られ、復雑な伝統に固められた京都から、新たに改名された旧江戸の東京に、日本の首都を遷すことはそうたやすいことではなかった。しかし、大久保利通は、旧来の陋習で凝り固まった御所の中から、天皇を引き出す努力を維新当初から行っている。彼は、維新当初大阪に遷都することも考えていた。

新政府の北陸道征討軍は苦戦の末であるが、七月に新政府に抵抗する北越奥羽連合軍の一つの拠点である長岡を落とし、その中心の会津に圧力をかけた。南から会津に向かった新政府軍は六月下旬に白河城を、七月十三日には磐城平城を、八月二十二日には猪苗代城を落として、予想外の早さで会津城外に

迫ってはいた。

九月には、明治と改元し、一世一元制とすることが決められた（旧暦慶応四年九月までは、慶応の年号で記述する。なお、西暦が取り入れられたのは明治六［一八七三］年からである。同五年十二月三日が明治六年一月一日となった。それまでのことは、陰暦で記述する）。

天皇の東京下向

これら改革のための命令の布達だけではない。同九月二十日には、京都に皇居を定めて以来関西の外に一度も出たことがない天皇が、岩倉具視以下三千余の将兵を従え、初めて東京に下向した。明治二年三月の再下向後は天皇は東京に永住したが、この時は、十二月までの一時的な東京滞在であった。大久保利通が強く強く希望し、実現した。それまで徳川幕府の勢力が行き渡っていた関東、東北の各地への、天皇の威信を示すための一大デモンストレーションであった。加えて、それまで京都御所奥深くに起居し、全く知られることのなかった天皇の存在を、一般人民に公示することを企画したものであった。北越戊辰戦争は終息していたが、会津藩が降伏したのは九月二十二日である。

天皇は、東京への下向途上連日のように、沿道各地の高齢者、孝子、節婦や公益事業の功労者を褒賞し、さらに災害にあった者に金品を与えた（佐々木克『江戸が東京になった日』）。幕府が、関東の安全を図るため橋をかけることを許さず、蓮台越、馬越、肩車越など川越人足の力をかりて渡る渡渉制に指定してきた大井川に、初めて板橋が架設された。歴代の将軍もなしえなかったことをする最高権力者であることを、天皇は民衆に示した。

新政府の財政

皇室関係領の石高は、約十二万石である。没収した旧幕府公領地約四百二十万石、旧幕臣采領地約三百六十万石の合計は約八百万石である。箱館戦争はなお継続中ではあったが、北越・奥羽戊辰戦争は終了して、明治元年十二月には反政府諸藩への処分がなされた。会津藩の二十八万石は没収され、桑名藩は十一万石から六万石に削封された。六十三万石であった伊達、仙台藩は二十八万石に、二十万石であった盛岡藩は十三万石に削られている。これら、いわゆる朝敵藩二十五の削封額の合計は、合計百万余石である。これらの総計は、約九百万石である。

新政府支持の二百四十余藩は、前述の薩摩、鹿児島藩、長州、山口藩と同じく従来通り存知され、それぞれ独自の藩政を運営していた。王政復古の大号令が発せられてはいたが、各藩は旧幕府時代と同じように、自己の藩政を続けうると信じていた。各藩は、新政府を旧幕府と入れ替わった存在にすぎないと受け止めていたのである。

没収した幕府領約九百万石の直轄地を所有しても、何らかの形でのさらなる財源を持たなければ、新政府が軍備、外交、司法などを含め、全国政権としての機能を担うことは財政的に不可能である（松尾正人『廃藩置県　近代統一国家への苦悶』）。各藩主たちは気付いていなかったとしても、天皇が全国すべての土地、人民の所有者となり、それを基に新生日本国を運営すべきであるという構想が、明治元年の後半からすでに新政府の指導者のなかで密かに討議されていた。政権末期の幕府にあっても、全国政府としての幕府への幕政改革推進者であった小栗上野介は、まず長州、次いで薩摩を滅ぼし、全国に郡県制をしくべきだと同種の考え方をもっていた。

政治組織の変遷

政府の組織も目まぐるしく変貌した。

慶喜の大政奉還に引き続き、慶応三年十二月九日、「神武創業」に範を求めた王政復古が宣言された。反幕府的とされ追放、謹慎を命じられていた三条実美、岩倉具視らの廷臣、山口藩の復権が宣言された。従来の御所の官職である摂政、関白、幕府、御所内の議奏、武家伝奏などの役職、武士の守護職、所司代などが廃絶された。新しい政府の役職として、総裁、議定、参与の三職が任命された。すなわち、

総裁　有栖川宮熾仁親王

議定　仁和寺宮入道純仁親王、　山階宮晃親王

中山忠能、　正親町三条実愛、　中御門経之

徳川慶勝、　松平慶永、　浅野長勲

山内豊信、　島津忠義

参与　大原重徳、　万里小路博房、　長谷信篤

岩倉具視、　橋本実梁

尾張、福井、広島、土佐、鹿児島の各藩から、それぞれ三名が武士階層からの参与として推薦が求められた。島津忠義は、岩下方平、西郷隆盛、大久保利通を、山内豊信（容堂）は後藤象二郎を、浅野長勲は辻将曹、松平慶永は中根雪江を推挙した。この時点では、山口藩は復権が許されたばかりであったためであろう、山口藩藩主および木戸孝允の名はない。

この政権は、議定を宮家、公家そして雄藩大名で構成している。王政復古に功績のあった五藩への論功行賞であり、朝廷と雄藩の連合政府である。従来の職名が廃止され、新しい三職が設けられたとはいえ、その人事は旧来的な形から脱したとはいえない。

戊辰戦争の進行とともに、先の政府組織では不十分とされ、慶応四年一月にはすでに組織の改革がなされた。すなわち総裁、議定、参与の三職の下に、行政にたずさわる七科が設けられ、議定が行政各科の長官、参与が次官の役を果たすことになった。議定となった大名、参与となった藩士たちは、もちろん藩体制からは離れて、新政府の官僚として貢献することを要求された。

慶応四年二月には、総裁局が設けられ、三職八局制に変わった。総裁局が上位にあり、その下に神祇、内国、外国、陸海軍、会計、刑法、制度の七局が配置された。ここで木戸が登場して、大久保利通、小

松帯刀、後藤象二郎らとともに総裁局の顧問に任命されている。身分制度の打破、人士の登用といえばいえるが、倒幕派の有力藩士が政府の高官になっていった。

同年閏四月二十一日には政体書が公布された。福沢諭吉の著書、さらに、当時漢語で著述されていた米人宣教師ブリジメンの著書などに見られる欧米政治制度、これらにわが国古来の制度を参照して、福岡孝弟、副島種臣らが作成したといわれる。朝廷、幕府の過去の「政令二途に出づる」悪例を改めて、太政官に権力を集め、その権力を立法、司法、行政の三権に分割した。「広く会議を興し万機公論に決すべし」、五箇条の誓文に沿い、政府を上下二局とし、上局は議定・参与を議員とし、下局は公論を重視して、各府藩県から貢士を選ばせ議員として、公議・世論を尊重するかたちを取った。

議定は三条、岩倉ら公家から六名、藩主から松平慶永（福井前藩主）、蜂須賀茂韶（徳島藩主）、亀井茲監（津和野藩主）、鍋島直正（佐賀藩主）、毛利元徳（山口藩主）の五名、計十一名が任じられた。参与はすべて藩士で、鹿児島藩の小松帯刀、大久保利通、山口藩の広沢真臣、木戸孝允、土佐藩の後藤象二郎、福岡孝弟、佐賀藩の副島種臣、福井藩の由利公正、熊本藩の横井小楠の計九名である。外国書をやっと読み解いて、形作ったような政府の形態である。官僚制度は整備に向かったが、三権分立は字句のみで、貢士の公議世論の重視、官吏公選制も行われなかった。

戊辰戦争も終決し、実質的に新時代への初年度といえる明治二年には、七月に版籍奉還が行われているが、官制は、また大幅に変更された。政体書に見られた直訳的民主主義は全く消滅し、時代を逆行する、祭政一致の古代の律令制に基づく古めかしい官制が出現した。神祇官が太政官の上に置かれ、民部、大蔵、兵部、刑部、宮内、外部、文部の諸省が置かれた。天皇権力の絶対化、権力の集中化が図られた。諸藩の意見を聞くことはなく、大名勢力が後退し、多くの官職は薩長土肥出身の藩士によりしめられた。

なお激しい攘夷の動き

前述のように、予想以上に海外の情報が、すなわち欧米各国の政治のあり方、社会のあり方、人々の生き方などが、すでに、広くとはいえないにしても日本各地に紹介、導入されていた。そして王政復古、天皇親政の維新初年度は、今考えても極めて大幅な政治的、社会的変革を行いながら、足早に経過していた。

しかし、慶応四年一月十一日には、神戸で天皇の軍隊の一員になったばかりの備前藩士が、彼らの隊列の前を横切ったという理由で、アメリカ水兵を射殺するという事件が起きた。文久二（一八六二）年の生麦事件を思い出させる事件である。今回は危うく、神戸滞在の諸外国軍と兵火を交えるところであった。いわゆる備前事件である。発砲を命じた備前藩士滝善三郎が、二月九日諸外国公使館関係者の前で切腹ということでこの事件は一応落着した。

その後一週間もしない二月十五日に、大阪湾で、ボートに乗り水深測定に従事していたフランス軍艦の乗組員が、その挙動を疑われ、陸上にいた二十名ほどの土佐藩兵に狙撃された。四名が即死し、七名が負傷、七名が行方不明になった。堺事件である。なお事件当日、土佐藩藩主山内容堂は、京都の土佐藩邸で、後述するイギリス公使館医ウィリスに、特に依頼して診察を受けていた。

さらに、二月晦日には、天皇を紫宸殿に訪問の途上のイギリス公使パークスの一隊が、京都市内で、参内の途中で刺客に襲われた。

国内的には、慶喜は蟄居し、上野に立てこもった彰義隊も五月には大村益次郎指揮する官軍に平定された。九月末には、会津北越奥羽同盟の抵抗も停止した。なお箱館では、榎本武揚を総裁とする北海道共和国が抵抗していたが、新政府の歩みはその着実さをみせ始めていた。

しかし、二年一月には、キリスト教を容認する者として、新政府の参事に就任していた熊本藩士、そして維新国家の思想的指導者と期待されていた横井小楠が京都で暗殺された。横井という人物は、越前の福井藩主松平慶永、幕府の勝海舟、長州の木戸孝允、そして土佐の坂本龍馬たちが高く評価し、尊敬していた。幕藩政治から維新変革へのまさに日本のナビゲーターでもあった。

さらに九月には、徴兵制に基づく洋式兵制を導入し、武士をないがしろにする人物として、緒方洪庵の弟子であり、前述したように上野彰義隊の抵抗を鎮圧し、鹿児島に帰った西郷隆盛の後を継いだ、兵部大輔大村益次郎が京都で襲撃された。大阪に移送され、元長崎精得館の医学教師で、当時大阪にいた蘭医ボードウイン、その弟子で、御所初代の西洋医に任命された緒方惟準により下肢の切断など懸命な治療がなされたが、十月に死亡した。

外国公使館員の外出には、なお多数の護衛が付くという状態である。攘夷のモードは急展開の維新の世の中で、払拭されることなくなお濃厚に漂っていた。ここに記しておくが、外国公館職員以外の一般の外国人の東京内居住も、明治元年十一月十九日（西暦一八六九年一月一日）から公式に許可されている。

3 日本医学の変貌

維新第一年度の政治の動きは、前章で述べたように極めて、多事多端であった。この政治の動きにもおとらず、日本の医学も、慶応四（一八六八）年正月早々から注目すべき動きが立て続けに起きている。わが国では、南蛮・紅毛医学伝来以前の時代から、そして漢方医学が主流であった徳川幕府三百年、オランダ医学が日の目をみた幕末にあっても、医制の改革はついぞ行われることはなかった。

明治初年にあっての政治の動き、誰がこのように押し進めたのかと注目されるが、ある意味ではそれ以上にわからないのが、明治初年の医学の変革を押し進めた力である。

鳥羽・伏見戦の官軍傷兵治療に、イギリス人医師招聘

鹿児島藩主薩摩少将島津忠義は、正月早々から始まった戊辰戦争、鳥羽・伏見の戦いで発生した夥しい戦傷者治療のため、イギリス公使館医師を京都の街の中の官軍病院に迎えることを許してほしいと、正月二十四日新政府に願い出ている（日本科学史学会編『日本科学技術史大系　第二十四巻医学一』）。

幕末、西南雄藩の藩主、重役と外国公使館員との非公式な接触はあったとしても（アーネスト・サトウ『一外交官の見た明治維新』）、当時は、藩主が自分の藩士の治療に外国人医師を呼ぶなどは考えられもしなかったことである。世の中は、なお、攘夷の気風が満ちていたときである。しかも、戦傷者の主体は鹿児島藩の侍たちであった。

イギリス公使館から派遣された医師は、文久二（一八六二）年生麦事件で、薩摩の侍に殺傷された遭難英国人救援のために横浜の公使館から現場に一番に駆けつけたウィリスである。ウィリスは、新政府の要請により、同僚の公使館員アーネスト・サトウと京都に入り、御所の北側にある相国寺、養源院で診療を開始している。彼の治療を受けた戦傷者の中には、西郷隆盛の弟、後の陸軍中将、海軍大将、元帥で、陸相、海相、内相を歴任した西郷従道がいる。体内に入った弾丸の摘出手術をするウィリスの治療を見て、鹿児島藩の藩医たちはただ呆気に取られていただけであったという。後日、天皇は、イギリス公使パークスとともにウィリスを謁見し、感謝の贈り物をしている。

当時、鹿児島藩の誰かが、ウィリスの戦陣医療の技術について、あるいは、イギリス医学自体に関して、特別な情報を持ち合わせていたとは思えない。フランスよりは、イギリス公使館と、当時鹿児島藩は友好的な関係を維持していただけの理由ではないだろうか。

ウィリスは、一八五九年エジンバラ大学を卒業した。大学最終学年在学中にエジンバラ王立外科医会会員の資格を取り、次いで十八カ月間ロンドンのミドルセックス病院で主として外科の訓練を受けた。

文久二年、駐日イギリス公使館医師として来日した。その直後に、生麦事件に遭遇しているのである。鳥羽・伏見の戊辰戦争当時は、ちょうどイギリス公使パークスとともに神戸に滞在していた。この医師も、その後の日本医学に小さくない影響を投げかける。

なお、B・M・アレン著、庄田元男訳の『アーネスト・サトウ伝』には、「ヨーロッパ人が京都の地を踏むのは三百年ぶり、［サヴィエルの入洛した一五五一年以来はじめて］のことであった。」と記載されているが、これは正しくない。天皇がパークスを始め外国の使臣らに接見したことは初めてのことであるが、長崎出島のオランダ商館長らは、毎回の江戸への参府の際に京都に宿泊している。元禄三（一六九〇）年オランダ商館医として来日したドイツ人E・ケンペルは、その著書『日本誌』の中に、京都の地図を挿入し、彼の江戸参府の際、京都所司代、町奉行を表敬訪問していることを記述している。

もっとも、幕末にあっては、京都は尊皇攘夷の中心の地であったわけであるから、ウィリスらの入京は、官軍傷兵治療のためではあったが特記すべき出来事であったことには間違いない。ウィリス、彼に随伴したサトウの安全のために、厳重な警護がなされた。それでもなお、前述したように、天皇接見の日に、公使パークス、ウィリスへの、攘夷武士による襲撃がなされた。

御所への西洋医学の導入

次に注目される出来事は、従来あまり知られていないが、御所の典薬寮医師、典薬少允高梨安芸守経由がその子息高梨筑前介経徳と連署して、二月に御所への「西洋医学御採用方」の建白書を提出したという史実である。彼らは、もちろん漢方医である。前述したイギリス公使館医師の派遣を島津少将が要請したのは、慶応四年正月二十四日である。ウィリスはその数日後には、官軍将兵の治療に関与していた。ウィリスの官軍病院での活躍がこの建白書提出の動機となったと考えるには、この二つのエピソードはあまりにも近接しすぎている。

その内容を以下に紹介する。その要旨は、先代孝明天皇までは採用されていなかった西洋医学も、近年高い評価を受けているので、御所内にも導入することを認めてほしいというものである。これができれば、従来から積極的に研修することもなく世襲のまま打ち過ごしてきた漢方医にも西洋医学を認識させ、御所内の医療を充実させることができるといっている。

高梨典薬少允高梨筑前介建白　元年二月日闕

本朝医学、従来漢土之法御採用ニテ、私共モ家祖以来、漢法ヲ以テ奉仕罷在候処、近来世上西洋医法盛ニ被相行候ニ付先帝様之御時　御所向ニ於テハ夷法御採用不被為在候ニ付、和漢之医方勉励可仕、就テハ医学所被下置、学頭両人被仰付、並ニ講師両人被補、寮官人候共、同寮内ニ於テ異存之者有之、一致不仕候儀哉、於今医学取建候事モ無御座、其儘廃絶ニ相成、誠以歎ケ敷次第ニ奉存候、然処、今般　御政道御一新外国御和親被　仰出、広ク宇内ニ皇威御耀被為遊候御儀ニ御座候得ハ、医道モ　御国政ニ於

テ　御仁済之一端ト奉存候、既ニ外国ニ於テハ、人命ニ拘リ候事故深ク貴重仕、各国ニ於テ、医学所、医病院、癲狂院等相設ケ、医学ヲ相勧メ、偏ク衆庶之疾苦ヲ済ヒ候事ニ御座候、元来外国之風俗何事ニ不拘研究ヲ重シ、日新之学ヲ貴ビ候得ハ、切瑳之功日ニ加リ、漢土古来之法ニ勝レ候事モ御座候、然処、同寮内ニ於テ、漢法修業之儀サヘ廃絶仕候事ニテ、切瑳ノ功モ無之、唯家伝之法ニ因循シ、秩禄ヲ世襲仕、等閑ニ打過候事、誠以無冥加次第ニテ、私共ニ於テハ、深ク嘆息罷候得共、今日之形勢ニ至リ候テハ、難打捨置儀ニ奉在候ニ付、何卒早々医学開講可仕被　仰出、和漢之医法講習之儀ハ勿論、西洋医法ニテモ所長ヲ採用仕、広ク医学ヲ勧メ、猶医病院等被相設、鰥寡孤独貧窮無資行旅艱難之者へ御施薬被下置、皇国ニ於テモ深ク　御仁恤之御政道被為在候様、外国へ御耀ニ相成候様仕度奉在候、尤従来、和漢之法全備仕候得共、西洋法ニモ新規発明之術御座候ニ付、御採用相成候テ可然奉存候得ハ、以来一同衆法折衷、精々修業可仕被　仰出候、若又此儀御請不奉申上候輩ハ、其旨趣御糺之上ニテ各和漢之医法、精々勉励仕候様可被仰付候、且又　皇上ニ於テハ、是非和漢之法ノミナラデハ、御用不被為在候御儀ニ御座候得ハ、猶更和漢之法切瑳勉励不仕候テハ不相叶儀ニ奉在候、何分従来之旧弊一洗不仕候テハ、追々鄙拙之医道ニ相成、外国へ被為対　御国辱ニ相成候事モ御座候哉ト奉在候、猶又医学所並ニ医病院等御取建ニ付テハ、内外雑科修学仕候儀ニ付、何卒実学実験之良医へ、学頭並ニ取締役被　仰付、官医ニ限ラズ、藪澤之医師ニテモ、材芸ヲ以テ御選挙被為遊、医学講師ニ可被　仰付奉在候、医学ハ誠ニ小道ニ御座候得共、皇国御政典御全備之御一端トモ奉在候ニ付、不省恐此段奉建言候、猶医学修行仕法之儀ハ前文御採用ニモ相成候ハバ、追々可奉申上奉存候、以上。

（日本科学技術史大系　第二十四巻・医学一）

建白書の中に、欧米各国での病院、癲狂院の存在にふれているから、高梨親子は福沢諭吉の海外渡航記『西航記』（文久二［一八六二］年、竹内下野守を代表とする遣欧使節団に随行したときの福沢の日記）を読んでいたのである。

これに対して、同年三月七日に、

「西洋医術之儀是迄被止置候得共自今其所長に於ては御採用可有之被仰出候事」

という達しが出ている（『日本科学技術史大系　第二十四巻医学一』）。

ウィリスの京都、相国寺での官軍傷病兵への診療が見事であったとしても、この返答は驚くべきほど迅速である。これまでの御所の慣習に従えば、つい二年前亡くなられた先帝は攘夷を押し進めておられたから受け入れるわけにはいかないと、簡単に却下されていた建白書といえるのではないだろうか。

この布達は、わが国の医学として、西洋医学が正式に採用される端緒となったとされている（菅谷章『日本医療制度史』）。長年の漢方医による抑圧からの解放として、蘭方医たちが快哉を叫んだ安政五年の、伊東玄朴らの幕府奥医師への登用は、幕府内の私的なエピソードであるというのである。

このような動きに追い打ちをかけたわけではないのであろうが、高梨安芸守経由は、御所へ実力ある著名な西洋医を雇い入れるべきであるとさらに建白している。この建白も、実質的には承認されたわけで、同年九月には後述するように西洋医の雇い入れが実現している。

さらに、政府は、八月七日に、戊辰戦争で各地で奮闘している官軍将兵の治療に、「洋医御雇可被差遣候」と沙汰している。

これらの事柄を見てくれば明らかであろうが、新政府は、かつての幕府とは異なり、長い伝統のある漢方から西洋医方への切りかえ、つまり、西洋医学を導入することに全く抵抗がなかったように思われる。前述のように、一月十日には外国との和親の詔勅が出ている。新政府の政権綱領ともいうべき五箇条の誓文が発せられたのは三月十四日である。その四番目には、旧来の陋習を破り、天地の公道に基づくべし、その第五には、知識を世界に求め、大いに皇基を振起すべしとされている。指導者の中では、御所内を含め日本全体を改革し、その開国をさらに進めるという政治路線は、この時点ではすでに確固とした方針となっていたのである。もちろんのことであるが、当時、京都の御所の中にはまだ一人の蘭方医もいなかった。

高梨筑前介経徳は、京都滞在中の第十四代将軍家茂が慶応二年脚気に罹患したとき、御所から派遣され家茂を見舞っている。彼は維新後大典医に昇任し、著名な蘭方医を天皇の侍医に採用することに尽力している。

北越・会津戊辰戦争での西洋医学の活躍

イギリス公使館医ウィリスは、京都での傷病官軍兵士の診療を八日間で終わって、神戸をへて横浜に帰った。東征軍がさらに東に進軍するとともに、四月十七日に横浜に官軍病院が開設され、ウィリスおよびちょうど赴任してきた同じくイギリス公使館医シッドール（アバーディーン大学出身）が日本人医師の診療を指導している。当初は、東京、赤羽橋に官軍病院が設けられる予定であった。しかし、イギリス公使パークスの子息が病気で、ウィリスが横浜を離れられないという事情で、横浜は野毛山にひらかれた。

前述した八月七日の布達の表れであるが、ウィリスは慶応四年八月二十日に再び北越・会津の戊辰戦争への従軍を求められ、徒歩で、時には駕籠に乗って、長野経由高田、長岡そして新発田、会津の戦いに加わっている。西暦でいえば、一八六八年十月五日である。この途中、ウィリスは以下のような報告を、新発田からイギリス公使館員サトウに送っている。

「他の場所でも同じであるが、患者は寺に収容され、仏像は幕で仕切られている。時間や機会がある限り土地の医者たちに治療法を教えた。骨折患者には副木を当てた。私が診療した三十一名の患者のうち、二人は腕の上部を、一人は足の一部を切断しなければならず、もう一人は大腿関節のところから足を切断するという恐ろしいほどの大きな手術を必要とした。ここでは傷はどれもみな銃弾によるものであった。負傷者は薩摩や官軍に加わった新発田藩の家臣たちで、御新兵という官軍の兵卒であることがわかった」。この報告は、刀傷の患者は致死的なまで傷つけられ、また相手敵軍の傷兵には入院治療の機会を与えられなかったことを物語っている。

この機会に、彼の母校イギリスのエジンバラ大学、ロンドンのミドルセックス病院で身につけた外科学、銃創の処理、副木の当て方、包帯法などを官軍各藩の漢方医学の藩医に、さらに各地の医師に教授し、多くの戦傷者を治療している。

ともするとウィリス、シッドールに注目されがちであるが、戊辰戦争で活躍したのはこの二人のイギリス人医師だけではない。北関東、福島方面から会津に圧力をかけた官軍の陣営では、蘭方医学を介して西洋外科学を身につけた日本人医師たちも、彼らの技量を大いに発揮した。佐倉順天堂、二代目佐藤尚中の養子である佐藤進は、会津白河口の官軍野戦病院の頭取を務めた。同じく順天堂出で、さらに長崎の医学校でポンペの教育を受けた関寛斎は、福島平潟口の野戦病院頭取として活躍している。二人は西洋医学、特に外科学に優れていた。佐倉順天堂塾祖佐藤泰然、その養子佐藤尚中は西洋医学、とりわけ外科治療の充実を図り、順天堂は当時その外科医療でひろく全国に知られていた。尚中は、後述する長崎のポンペの下にも遊学しており、ポンペは尚中の外科技術は際だっていたと彼の日本滞在記に書き残している（なお、ポンペの長崎での医学教育については、後で述べる）。

佐藤進は、尚中につぎ順天堂の三代目に当たる。後で再び述べることになるが、明治二年一月、維新後初めての私費留学生として、ドイツに医学留学している。

関寛斎は千葉、東金の出身である。佐倉順天堂で医学を学んだ後、長崎のポンペの下へ尚中と留学、その後順天堂から推薦されて徳島藩の藩医となっている。徳島藩が新政府側についたので、官軍軍医として戊辰戦争に参加した。彼は、福島平潟の野戦病院で、医師不足から動員した現地の漢方医に西洋医学の速成教育もしている。また、敵味方の区別なく、さらに戦争に巻き込まれた住民にも医療行為を施している。当時、鹿児島藩の藩医として平潟に従軍していた高木兼寛は、関寛斎の外科的治療を見る機会を持ち、鹿児島藩の医学とは異なるその卓越した技術に感動したといわれている（吉村昭『白い航跡』）。彼は、維新後徳島藩医学校の設立、また開業医として徳島の西洋医学の充実に尽くした。明治三十五年、七十二歳の時北海道極寒の僻地、陸別に移住、北海道開拓に参画し、大正元年にその地で終焉を迎えている。徳島、陸別のそれぞれに彼の記念碑が残されている。

ウィリスが加わった越後口・北越軍の軍医団の責任者は、同じくポンペ、松本良順の訓育を受けた山口藩医赤川玄櫟で、これに越前藩医でやはりポンペの弟子、橋本左内の弟である橋本綱維、綱常がいた。

会津では、蘭方外科医の松本良順が会津側の軍医として活躍した。彼は、順天堂佐藤泰然の実子であるが、幕府御殿医、漢方医の松本家の養子となっている。佐藤尚中とは義理の兄弟になる。安政四年、幕府の依頼で長崎に来て、洋式医学校を開設し、わが国初めての西洋式医学教育を行ったオランダ海軍軍医ポンペの右腕となった人物である。文久二年ポンペの長崎離任後江戸に戻り、幕末当時は緒方洪庵の後を継ぎ幕府医学所頭取の地位にあり、将軍家茂、慶喜の侍医も務めた。江戸城開城とともに、後に東京大学総長になる渡辺洪基ほか数人の幕府医学所の弟子たちを引き連れ、軍医として会津藩側に加わった。前述のように、会津攻めの官軍には、義理の甥佐藤進が、佐倉順天堂、長崎医学校の教え子関寛斎が、野戦病院長をしていたのである。会津落城後横浜で縛につき、許されて一時は日本で初めての私立の洋式病院を早稲田に開業したが、明治四年、新政府に呼び出され初代の陸軍軍医監に就任し、日本陸軍の医療体系の確立に貢献した。

蘭方医で、英語、フランス語まで勉強した緒方洪庵の弟子の高松凌雲は、慶応三年パリの万国博覧会に日本代表として派遣された慶喜の弟徳川昭武の侍医として同行した。彼は、在パリ中に、歴史的にも有名なオテル　デュー（Hotel Dieu——神の宿——、十八世紀からある市民病院）でフランスの医学を学ぶ機会を持ったといわれている。しかし、幕府の崩壊で急遽帰国、身につけたフランス医学で、箱館に籠城した榎本軍に貢献した。前述したイギリス公使館医ウィリス、関寛斎らと同じように、それまでの日本にはない考え方であったが、敵、味方のいずれを問わず戦傷者を治療すべきであることを強調した。

医学所を含む幕府高等教育機関の接収

慶応四年四月江戸に入った新政府軍は、同六月に、幕府の高等教育機関である昌平坂学問所、開成所とともに医学所を接収した。

昌平坂学問所は、儒学を主とした幕府の教学の中心である。寛永七（一六三〇）年、三代将軍家光が儒者林羅山に興学の地として、上野忍岡に土地を与えたのに始まる。将軍綱吉が本郷湯島に孔子を祀る大成殿と呼ぶ聖堂（聖堂とは本来孔子廟の別称）をたて、忍岡の光聖殿をこれに移した。孔子の生地の名を取り、昌平黌と呼ばれた時代もある。老中松平定信の寛政の改革の一環で、旗本御家人のための官立の学問所となり、昌平坂学問所と呼ばれた。特例として、優秀な陪臣、浪人も入学を許された。四書五経が主な教科書であった。JR御茶ノ水駅プラットフォームの東の端から、神田川の対岸に臨むことができるが、現在も湯島の聖堂と呼ばれている。

開成所は、ペリー来航を機に、安政二（一八五五）年創設された蕃書調所に始まる。後で詳述するが、蕃書調所は各藩の優秀な蘭学者を集めて作った、幕府直轄の、当時の日本では最高レベルの洋学校である。安政四年同所の教授手伝に登用された蘭学者、津山藩士津田真道、津和野藩士西周は、わが国で初めての海外留学生として、海軍軍人、蘭方医たちと、文久二（一八六二）年オランダに留学している。その時、指導を受けたライデン大学のフィッセリング教授宛への手紙に、蕃書調所をEmperial School van Europesche Wetenschappenと訳している（大久保利謙『津田真道　研究と伝記』）。なお、最後の単語はドイツ語のWissenschaft、すなわちscienceに当たる。

医学所は、当時長崎の精得館とともに江戸に併設されていた幕府直轄の西洋医学校である。その起源は、安政四年五月、当時江戸で活躍していた伊東玄朴、箕作阮甫、戸塚静海ら蘭方医八十余名の拠金で、神田お玉が池に設立された種痘所である。後述することになるが、東京大学医学部は、安政四年、お玉が池の種痘所設立をもってその起源としている。

新政府は、慶応四年六月、医学所接収と同時に、当時四代目の頭取であった林洞海、教員の伊東貫斎ら幕府職員を解任し、当分の間池田多仲に預けという処置をした。新政府から医学所の世話を任された池田多仲は、伊東玄朴の弟子であり、伊東らとお玉が池種痘所設立に当初から参画した。玄朴の推薦で種痘所の留守居役、種痘所が幕府の西洋医学所になった後はその世話役となり、後幕府の奥医師にまでなった人物である。初代の東京大学医学部総理になった池田謙斎の養父である。

慶応四年七月八日には鹿児島藩藩医前田信輔が医学所、医学館（幕府の漢方医学館）、御薬園、病院御用取締役に任命された。

一方、当時併存していた医学館は、漢方医学を教え、長年幕府奥医師多紀家の主宰するところであったが、七月十七日をもってその任を免じられた。その一カ月後には医学館は種痘所に変更された。これも漢方医学を廃し、西洋医学を取り入れるという新政府の意向の表れの一つであろう。

その後の医学所の変遷については、後に詳述する。

◉幕間I

日本の種痘小史

ここで、日本での種痘の普及の歴史に簡単に触れておこう。ジェンナーの牛痘法が一七九八年発表されると、数年にしてヨーロッパ全土に普及した。東洋のヨーロッパ各国の植民地にもその情報は伝わった。当時としては驚くべき速さといってよいのではないかと思うが、日本にも一八〇二（享和二）年には長崎のオランダ商館を通じてその情報がもたらされている。しかし、痘漿の効力を維持したままで運ぶことが難しく、アジア各地での牛痘接種は遅れた。文政六（一八二三）年来日のオランダ商館医シーボルトも、バタビヤから持参した痘漿を日本人に接種したが成功しなかった。国内で牛痘にかかった牛を探すなど種々の努力がなされたが、これも成功しなかった。

ジェンナーの牛痘法については、ロシア経由でもわが国に紹介されている。一八〇七（文化四）年ロシア人が択捉島を襲撃した際に、ロシアに連れ去られた同島幕府会所番人小頭五郎治が、ロシア語に翻訳されたジェンナーの種痘書を文化九年わが国に持ち帰った。五郎治は、幕府会所で働いていたアイヌの中でのひどい痘瘡の流行で、種痘に深い関心を持っていたという。これを長崎通詞馬場佐十郎が、『遁花秘訣』の書名で文政三（一八二〇）年翻訳している（杉本つとむ『江戸の翻訳家たち』）。馬場は、寛政四（一七九二）年、十年にわたるロシア漂流から帰国した大黒屋光太夫についてロシア語を習い、英語もできる有能な蘭通詞であった。

わが国でも、昔から一度痘瘡に罹患すれば、再度罹患することはないという事実には着目されていた。それまでも、中国から導入された人痘接種が試みられていた（邵沛「日中両国における人痘接種法の比較研究」日本医学史学雑誌50：［2］187―22）。漢方医だけでなく、伊東玄朴など蘭方医も試みているが、軽症の患者の痘漿を用いた人痘接種なども行われた。時に成功したが、重篤な痘瘡を発症して、広くは行われてはいない。

佐賀藩主鍋島直正の依頼を受けて、オランダ商館医モーニッケが、従来の方式とは変え痘痂のままで嘉永二（一八四九）年七月バタビアから船載してきた。この牛痘苗を接種した子供に、見事な痘疹が形成された。この痘苗が、佐賀藩主の子息らに接種され、さらに京都の日野鼎哉、大坂の緒方洪庵、福井藩の笠原白翁らの努力で西日本に、そして全国に広く配られた。なお、当時は子供の腕から腕にうえ継ぎながら増やし、搬送せざるをえなかった。このため、笠原白翁は、日野鼎哉から分け与えられた痘苗を接種した子供を連れ、京都から福井まで、雪山越えの険しい北陸街道を必死に旅をしたという。なお、白翁は当時、藩主松平慶永の許可を得て、別に長崎経由中国から痘苗を輸入する計画もしていた。

玄朴らが痘苗を保存し、種痘を江戸に広めるために、前述のように江戸の蘭方医の協力で安政四年開設したのが、幕府医学所の前身であるお玉が池の種痘所である。同所は、同年十一月火事で焼失したが、三宅艮斎の口利きで銚子の豪商浜口悟陵の援助が得られ、下谷和泉橋通りに再建された。幕府による種痘の免許も得られ、公示された。なお三宅艮斎は、佐賀出身の蘭方医で、佐藤泰然とともに長崎から江戸に移り、堀田侯の侍医などもつとめ、後には医学所教授にもなっている。後の東大教授、医学部長三宅秀はその息子であり、江戸種痘所開設時一番目の被接種者として種痘を受けている。

長崎での牛痘苗接種成功後、京、大坂、福井での種痘の実施には一年を必要としなかった。しかし、江戸の種痘所の開設は、前述のように安政四年である。笠原、緒方らの努力後、約十年の歳月が経過しているのである。漢方医の抵抗、庶民の無理解などによったのであろうが、江戸での種痘の実施はいかに困難であったか想像ができよう。もっとも、玄朴は佐賀藩から痘苗を入手することができ、個人的に種痘を行っていた。種痘所設立の同人である、江戸で開業していた、新潟、新発田出身の蘭方小児科医桑田立斎も、江戸で種痘の普及に努めた。それを評価されたのであろう、その後幕府の命令で、蝦夷地に出向きアイヌの種痘に大いに貢献している（桑田忠親『蘭方医桑田立斎の生涯』）。

前述したように、種痘所のためにお玉が池の土地を提供した川路聖謨は、天保十（一八三九）年の「蕃社の獄」に関与した渡辺華山、高野長英と親しく交流していた開明的幕臣である。嘉永六年江戸湾にきたペリーに引き続き、その秋長崎に、その翌年下田に来航し、アメリカと同様わが国との交易を求めたロシア提督プチャーチンと、川路は幕府を代表して交渉の任にあたった。慶応四年幕府の滅亡に殉じて、自刃している。川路の弟、井上清直も、万延元（一八六〇）年の遣米使節の派遣を立案するなど幕末の幕府の外交に貢献している。

安政五（一八五八）年伊東玄朴らが、将軍家定の病気で奥医師に登用され、これが蘭方医学を幕府が認める契機となったようにいわれる。しかし、同四年に種痘所設立のため江戸在住の蘭方医の募金活動が実行され、しかも幕臣の拝領地にその建設が認められたということは、すでに幕府が蘭方医学の意義を認めていたことを示唆する出来事のように考えられる。嘉永二年、リー来航という時世の変化も大きな意義を持と佐賀藩主鍋島正直が痘苗の導入に成功し、以来うが、幕府が蘭方医学を認める上で大きな意義広く認められてきた種痘の効果が、もちろんぺを持ったのであろう。

御所で初めての西洋医師の任命

年号が明治に改められた九月には、前述した典薬少允高梨安芸守経由の第二の建白、すなわち御所への西洋医雇用の建白が受け入れられた結果か、緒方洪庵の息子惟準が、御所の侍医に任命されている。

彼は、父親洪庵が江戸の西洋医学所頭取となったとき、長崎の西洋医学校精得館に医学伝習のため留学していた。慶応二（一八六六）年秋、精得館の教師ボードウインは、その任期を終え、マンスフェルトに教師の地位を譲って、新しい医学校を江戸に設立するための準備で、オランダに一時帰国した。当時幕臣となっていた惟準は、同じく精得館に留学していた江戸の西洋医学所頭取松本良順の息子銈太郎とともに幕命で、帰国するボードウインに同道して、幕府第二次のオランダ医学留学生として渡欧した。しかし翌年の徳川慶喜の大政奉還で、一カ年にも満たない短い留学であったが、余儀なく中断して帰国した。横浜に上陸、江戸で幕臣も辞退して、やっとの思いで明治元（一八六八）年九月に父親洪庵が適塾を開いた大阪に帰っていた。

この緒方惟準が、帰国早々に、前述した天皇東京下向に際して、御所初めての蘭方医として、典薬寮医師、従六位上、玄蕃少允に任じられ、随行を命じられている。ちなみに、少允は先にふれた高梨安芸守経由の場合にもみられ、官位を示す言葉である。そして、玄とは医師を、蕃は西洋を意味し、玄蕃少允とは西洋医の少允ということを示す（西岡まさ子『緒方洪庵の息子たち』）。これは三月に御所にも西洋医学を取り入れると公示したことに対して、その実を示した事象と受け取ることができよう。

わが国で初めての医業取締および医学奨励に関する布達

さらに、明治元年十二月七日、すなわち明治への改元後わずか三カ月目という時点で、以下のような、医業取締と医学研鑽に関する布達が出されている。すなわち、

「医師之儀は人之性命に関係し実に不容易職に候然るに近世不学無術之徒猥りに方薬を弄し生命を誤り候者往々不少哉に相聞大に聖朝仁慈之御趣旨に相背き甚以不相済事に候今般医学所御取建に相成候に付ては屹度規則を相立学之成否術之巧拙を篤と試考し免許有之候上ならでは其業を行ふ事不相成様遊被度思食に候条於府藩県兼て此旨相心得治下医業之徒へ改て申開置各其覚悟を以益学術を研究可致旨布令之有之様被仰出候事」（内務省衛生局『医制五十年史』）

これは、「今回、幕府医学所を接収、これを充実させていく。ついては、近い将来、医師の技量を評価し、開業は免許制にする。現在医業に携わっている医師はそのつもりで医学の研鑽に励むように」と

いう布告である。

これは、従来の日本でのあり方とは全く異なる、欧米の医制を取り入れた考え方である。少なくとも室町時代以来五百年余、わが国では、自分が決心して師匠について勉強し、師匠の許しさえ得られれば、全く自由に医師として開業することができてきた。南蛮医学、紅毛医学渡来以前からの漢方医は言うまでもない。蘭方医たちもその例外ではなかった。前述のように、幕末安政五（一八五八）年まで蘭方医学は幕府に公認されるにいたらなかった。それでも、十七世紀以来蘭方医たちも、種々の圧迫はあったとしても、その生業を続けてくることができていた。これも、このしきたりのためである。当時、士農工商で代表される封建社会の階級制度の桎梏から離脱する方法の一つは、医師になることであった。

明和年間、奥州一関で開業し、新しい時代に敏感であった蘭方医建部清庵が、『解体新書』の著者で、親しい友人でもある杉田玄白へ、以下のような手紙を書いている。「……長崎奉行についていく、槍持ちの八蔵、挟箱の六助も、一カ年彼地に居て帰れば、外科になりて、八安六斎などと名を付け、阿蘭陀真傳などと称するは心得がたきことなり」

これは極端としても、生業が立たないから医者にでもという事例を記載したものを見るのはそう稀なことではない。後の陸軍軍医総監、石黒忠悳も、自伝『懐旧九十年』の中に次のように記述している。「……年々費用も嵩み、父から遺されたいわゆる軍用金もとうとう手を付け段々減少し、このままでは数年ならずして資産も皆無となるので、何らか家計を立てることをせねばならぬが、それには田舎では整骨医が宜しかろうと思いつき、その修行のため私は暫く池津の家塾を閉じて再び江戸に出ました」。それまでは、村の少年たちに、習字を指導し、読書を教え、算数を学ばせ、さらに歴史を講釈する塾を、越後の池津で開いていたのである。

石黒の話をもう少し紹介しよう。彼は、上述のように、親の遺した財産を食いつぶし、整骨医になろうと決心し、新潟から江戸に出てきた。文久四（一八六四、元治に改元）年のことである。塾を開いていた知人の漢学者に、整骨医なら麴町の医師が良いと紹介されて面会を求めている。

この医師から、「『解体新書』を読んで自分の整骨術は極めて進歩した。狭い整骨術だけ専門にやらせるのは自分が満足できない。西洋医学を修めた後なら教えても良い」と断られている。当時としてはずいぶん進歩した整骨医であったわけである。それで、日本古来の医学、漢方医学、蘭方医学の書を読み比べ、自分でも「西洋医学が、合信の所説が一番真に近い」と感じたと石黒は述べている。当時江戸では、伊東玄朴、川本幸民、坪井芳洲などが私塾を開いていた。しかし、とてもこのような大先生のところで医学を学ぶことは経済が許さない。そこで、食客として医学を学ぼうと考えていたところ、ちょうど下谷で開業していた柳見仙先生が書生を求めていて、手軽に話がまとまりその門下生となったと書いている。

日中は、米搗きなど柳家の仕事、調剤など柳先生の手伝いで忙しく過ごし、朝食前に先生からの蘭学の講義があり、夜遅く同学の門下生と一緒に蘭学、蘭方医学の勉強をした。ポンペの講義を松本良順が日本語にまとめた『朋百医学七科書』四十五巻を毎夜書き写し、精読したという。なお、「朋百」はポンペを漢字で音表したものである。『懐旧九十年』の冒頭に、机上にこの四十五冊の写本を積み、それを前にして椅子に座った石黒の写真が示されている。この間に、蘭文も読めるようになったとのことである。

その後伝を求め、幕府直参の「厄介」ということになり、慶応元（一八六五）年の冬、松本良順が頭取を務めていた幕府の西洋医学所に、無月謝で寄宿舎生として入学している。慶応三年には、最下級の教官であるが、蘭語の句読を学生に教える句読師になっている。食客時代の元治元年から二年にも満たない間に、柳医師の門下生として、限られた時間のなかで、蘭学を一生懸命勉強したのであろう。

幕府も、ほとんどの藩政府も、医師の経歴、資格の適否を問うということはなかった。腕が良いと思われた医師のもとにはたくさんの患者が集まり、患者の来ない医師は医業を続けることはできなかった。少なくとも徳川三百年の間、誰もこの医療のあり方に疑問を投げかけもせず、不審にも思ってこなかった。

この従来のしきたりを、新政府は全く変えてしまうというのである。まさに発足早々の明治新政府が打ち上げた、欧米の医制を取り入れた医療改革への狼煙にみえる。まだまだ維新の不安定な時期である。この時期に、考えようによってはなぜここまでもと受け止められかねない、医療に関しての、劇的な布達である。

政治の面では、蘭学者が積極的な役割を果たしたとは思えないが、西南雄藩の、そして心ある志士たちが、多面的に欧米の情報を収集して、十分なものとはとてもいえないとしても、新しい政治のあり方の青写真を描いていた。しかし、いったい誰が、どのような計画のもとに、まさに「医学の明治維新」ともいえる、この医学の大変革を、維新初年度に推し進めたのであろう。後述することになるが、ドイツ医学導入に大きな役割を果たした佐賀藩の相良知安、越前藩の岩佐純が医道改正御用掛に任命されたのは、明治二（一八六九）年一月である。

4 ペリー来航直前のわが国の西洋医学、洋学

維新初年の政治、そして医学の急激なともいえる変貌ぶりを、ここまでまとめて見てきてみた。ペリーの来航が嘉永六年、一八五三年、明治維新の新政府がスタートしたのが慶応四年、一八六八年である。幕藩体制から天皇中心の中央集権体制への政治形態の変化だけなら、十五年はそんなに短い年月とはいえまい。政治形態の変換に加え、それまで強情に守り続けてきた儒教思想からの解放、加えて、それまでかたくなに受入れを拒否し続けてきた広範、多彩な西欧文化、科学技術までを受け入れた上での明治維新である。十九世紀の中期までの時点にあって、これらの変化を受け入れることができる能力が、幕府にとはいわないが、わが国に用意されていたのであろうか。

西洋医学

十六世紀の南蛮医学、十七世紀の紅毛医学については、著者の先著などを参考にしていただこう。西洋医学が蘭方医学として広く知られるようになるには、将軍吉宗の、元文五（一七四〇）年、蘭書研究

の許可、延享二（一七四五）年、長崎通詞に対する蘭書翻訳許可を待たなければならない。吉宗の英断後、杉田玄白、前野良沢、中川淳庵による『解体新書』の刊行を見るまで三十年を要した。しかし、この間には、山脇東洋によるわが国初めての人体解剖が実施され、その成果は「臓志」として刊行され、各地でその追試が行われた。さらに、長崎蘭通詞吉雄耕牛は、オランダ語の普及に大きな貢献をした。吉宗から蘭学学習を命令された青木昆陽、野呂元丈が、欧風物産学、本草学、薬品会を開催した平賀源内が、『解体新書』の翻訳に中心的役割を果たした前野良沢が、吉雄の指導を受けている。

杉田玄白、前野良沢、中川淳庵による『解体新書』の刊行八年後に、玄白、良沢の弟子、大槻玄沢は、オランダ語入門書として高い評価を受けている『蘭学階梯』を、天明三（一七八三）年に出版した。次いで、天明六年に、蘭学塾「芝蘭堂」を創設、有能な蘭学生を養成しはじめた。西暦の新年を祝う「新元会」を開催、医聖ヒポクラテスの肖像画を掲げ、多くの蘭方医学者、蘭学者が参集、意見を交換し、親交を深めた。この定期的会合は、玄沢の死（文政十［一八二七］年）直前まで続いた。これらの出来事で象徴されるが、わが国の蘭方医学、いやわが国の西洋医学は一大転機を迎えた。

玄沢は、ハイステル（十八世紀ドイツの代表的外科医、一六九二―一七四九年）の『外科学書』を、寛政四（一七九二）年『瘍醫新書』として翻訳を終わっている。この中では、すでに痔瘻、消息子、浣腸などの医学用語が使われている。紅毛医学の流れを汲み幕府医官を務めていた桂川甫周の愛弟子宇田川玄随は、ホルテル（オランダ人医師、ロシア女王カテリーナの侍医。一六八九―一七六二年）の内科書を翻訳、『西説内科撰要』と命名し、寛政五年に脱稿している。いずれも、十八世紀中期にヨーロッパで刊行された名著で、大部のもので、その刊行には長年月を要している。

玄沢の蘭学塾芝蘭堂には全国から多数の蘭学生が集まった。わが国医学界の重要な業績である「平次郎臓図」の制作者であった京都の小石元俊は、杉田玄白と医学について論じあう仲であったが、江戸に出て玄沢のもとに滞在した。京都に帰り、ついで大坂で蘭学塾「究理堂」を開き、後進の育成に努めた。その弟子であるが橋本宗吉も、玄沢のもとに学び、帰坂後蘭学塾「糸漢堂」を開設した。彼は自製の起電器（エレキテル）を用いて種々の実験を行い、口述筆記させ、挿絵を添えて、二十九章から成る『エレキテル究理原』を文化八（一八一一）年著している。刊行はされていないが、電気のわが国への初めての紹介である。橋本の弟子、中天游も玄沢のもとに学び、大坂で開塾している。中は、文政七（一八二四）年、幾何光学の書である『視学一歩』を著している。後に、彼の塾に緒方洪庵が学んでいる。大槻玄沢の弟子、稲村三伯は、ハルマの蘭仏辞典をもとに、日本で初めての蘭和辞書『ハルマ和解』を寛政八（一七九六）年に刊行した。その後京都で、蘭学塾を開いている。医学に限らず、自然科学、欧米文化への関心も広まり、わが国の蘭学者、いや洋学者も生まれてきている。

かつての家伝、秘法を重視した南蛮、紅毛の医師とは異なる、蘭方医が育成され、全国に散っていった。寛政八年、相撲の力士番付をまねた蘭方医番付が作られているが、東北に十八名、関東に六名、江戸に十四名、中部に十一名、近畿に十名、中国に十三名、四国に一名、九州に九名、出身地不明三名の名を見ることができる。このほとんどが、玄沢の門下生およびその弟子たちである。

時代は、江戸を中心に栄えた町人文化の時代といわれる化政時代、文化・文政年間（一八〇四—三〇）に移行していく。この時代は、文学では、『東海道中膝栗毛』の十返舎一九、『南総里見八犬伝』の滝沢馬琴などが活躍し、その著作は、刊行され、多くの人に愛読された。俳諧では、与謝蕪村、小林一茶、狂歌で太田蜀山人がで、川柳もてはやされた。美術では、喜多川歌麿、葛飾北斎、丸山応挙、渡辺崋山の時代である。庶民の娯楽として、歌舞伎、人形浄瑠璃が人気をはくし、伊勢参り、西国巡礼へと多くの人々が日本諸国の見聞を広めた。

十八世紀後半に、『解体新書』をはじめとする西洋医学書の刊行で、その存在を一応認知された蘭方医学は、天保、弘化の蛮書翻訳検閲令などの逆風に耐えながらも、その活動を高めていった。大槻玄沢の『瘍醫新書』、宇田川玄随の『重訂内科撰要』に続いて、その後を継ぐ蘭方医、蘭学者は、西欧医学および関連諸科学図書を積極的に翻訳して、その知見の導入に努めた。

以下は、十九世紀前半の代表例である。宇田川玄真は、ライデン薬局方第四版（一七七〇）と推定される蘭書を翻訳、『和蘭局方』として文化二（一八〇五）年刊行している。彼は、またスウェーデン人ローゼンスタインの小児科学書を翻訳しているが、これは写本として広がった。杉田立卿は、文化十二（一八一五）年に、オーストリア人プレンクの眼科書を訳し、『眼科新書』と命名し、さらに、同じくプレンクによる梅毒専門書を『黴瘡新書』として文政四（一八二一）年刊行している。青地林宗は、いずれも未刊写本であるが、文政六（一八二三）年に、ライデン大学のイペイ教授の薬学書を『依百乙薬性論』として、スウェーデンの産科医ホールンの著書を『訶倫産科書』として翻訳している。後者は西洋産科書最初の翻訳である。子宮の解剖、妊娠兆候、正常、異常分娩の処置なども紹介されている。緒方洪庵は、ドイツ人生理学者ローゼの著書を『人身究理学小解』として天保三（一八三二）年、ドイツ人イスホルジンクの物理学教科書を『物理約説』として訳しているが、いずれも未刊写本である。宇田川榕庵は、イギリス人ヘンリーの化学書を、『舎密開宗』として天保八（一八三七）年刊行している。言うまでもないが、原本はすべて蘭訳書である。これに、高野長英が天保三年に執筆を終えた『漢洋内景説』などが加わるが、十九世紀前半で、すでにかなりの近代西洋医学をわが国で知りえたことに驚かされる。已むことのない蘭学者たちの探求心はもちろんであるが、文化・文政の時代の趨勢、印刷技術の発展、普及化などが、彼らの翻訳、著述活動にいっそうの拍車をかけたのであろう。

十九世紀初頭、オランダはナポレオンに征服された。オランダの国旗が掲揚されていたのは、地球上では長崎、出島だけであったといわれている。オランダは、当時苦難の時代を迎えていた。失った東インド会社の権威を取り戻すべく、復活オランダは、文政六（一八二三）年、ビュルツブルク大学卒業のドイツ人医師、シーボルトを商館医として長崎に送り込んできた。

シーボルトの令名は、すぐに全国に広がった。全国から蘭方医が〝蜜に這い寄る蟻のごとく〟長崎に集まってきた。全国に散っていった玄沢らの弟子たちが、いかに活発に活躍していたかの一つの証であろう。シーボルトは、長崎奉行から許可された市内の鳴滝塾で、学生の面前で、十八世紀、十九世紀初めのヨーロッパ医学を駆使して、患者を診療してみせた。彼は内科の診療のみでなく、腹水穿刺、乳がんの手術、鉗子を用いての分娩、瞳孔を拡大しての眼科手術なども行ったという。わが国で初めての、臨床実地教育である。日本人による翻訳書をよりどころに西洋医学を理解する医学生には、彼が実際の臨床を示しながらの指導は、大きな助けになったことであろう。医学のみにとどまらず、テーマを与えて、学術論文作成を指導した。オランダ語に優れているものには、オランダ語で論文を書かせ、手を加えて、ヨーロッパの学術誌へ投稿させた。その一例であるが、賀川玄悦が自身の経験をもとに作り上げた『産論』が、美馬順三の翻訳で、オランダ語でオランダ、ドイツ、フランスに発表された。わが国の医学業績の、初めての海外への発表である。高野長英も、シーボルトの指導を受け、「日本婦人の礼儀作法」など十編余の論文をオランダ語で書いている。地理、地質、動物、植物、鉱物など博物学、さらに人類学的な実地検索など、シーボルトの広範な造詣は、これら蘭学、蘭方医学を専攻しようとする若者を大いに刺激した（H.Beukers『ヒポクラテス日本特使　フィリップ・フランツ・フォン・シーボルトの功績』）。

明治二十（一八八七）年、当時の東京医学会田口和美会頭は「……紙上ノ死廃タリシ医学ハ転シテ心期手応ノ活物トナレリ」とシーボルトの功績を高く評価している。

日本の若い蘭学者に極めて有益であった彼の滞在も、搭乗して帰国する予定であった船が台風で破壊され、日本地図、将軍下賜物品などの無断持出しが露見し（シーボルト事件）、文政十二（一八二九）年日本から永久追放という極めて不幸な終末を迎えた。しかし、彼の植え付けた自然科学、医学の芽は着実に根付いた。

シーボルト事件で、オランダ東インド会社の駐在商館医の渡来は嘉永元（一八四八）年まで遠慮された。前述した文化、文政の蘭学隆盛時代は一つの区切りを余儀なくされるが、シーボルトの弟子たち、シーボルトの来日で刺激を受けた蘭方医学者、蘭学者たちが、次の時代を展開した。

佐賀出身の弟子の一人、伊東玄朴は、幕府天文方高橋作左衛門から渡された日本地図をシーボルトのために長崎に運んだということで調べを受けたが、微罪ということで放免された。彼は事件に先だって江戸に移り、蘭方医を開業、併せて蘭学塾象先堂を開いた。塾には各藩からの多くの学生が学んだ。長崎で一緒にシーボルトについて学んだ山口の青木研蔵、佐賀の大石良英が加わった。大坂の中天游の弟子で、当時江戸の坪井信道の門にあった緒方洪庵も玄朴と交わっている。三人は、象先堂の雪月花と呼ばれたという記述もある（呉秀三『シーボルト先生3　その生涯及び功績』）。最盛期には、七十―八十人もの学生が、入塾していたとのことである（伊東栄『伊東玄朴伝』）。玄朴は、佐賀藩主鍋島正直の側医、前述したように幕末には幕府奥医師にまでなっている。大石良英は後に佐賀に帰り、藩の洋学の中心となり、佐賀藩への西欧技術導入に大きな役割を果たした。

シーボルトに高く評価されていた戸塚静海、高良斎らを含め二十三名の弟子たちが、シーボルト事件に際して入牢を命じられた。しかし、高の強硬な弁明などで全員が放免された。戸塚はシーボルトの教育を受けるべく長崎にきた蘭学生たちの教師の役割を果たし、シーボルトが去った後の長崎にいたが、天保三（一八三二）年江戸に出て外科を開業した。多くの患者が集まり、評判も高くなり、天保十三年には鹿児島藩、島津成彬の侍医になっている。長崎で玄朴、静海と仲の良かった同じくシーボルトの弟子である竹内玄同も、天保四年江戸に出て、同十三年には幕府の蘭書翻訳方になっている。

やはりシーボルトの弟子の山口の青木周弼、金沢の黒川良安も江戸に出、宇田川玄信の弟子である坪井信道の塾に加わり、杉田玄白の孫である成卿らと後進の指導に当たっている。周弼は、再度長崎に帰ったが、山口藩に藩医として呼び戻され、同藩の蘭学の中心的人物になっている。良安も後に金沢藩の侍医に迎えられ、幕末金沢の蘭学のリーダーとなっている。豊後の人日野鼎哉は、シーボルト帰国後京都に出て、元俊の息子、小石元瑞の援助で医業を開業した。前述したが、嘉永二（一八四九）年、成功裏にバタビアから長崎に舶載されてきた痘痂を植え嗣いで、日野、洪庵、福井藩の笠原白翁の連携で、京都、大坂、福井に種痘が広められた。

シーボルト事件後速やかに長崎を離れて居所をくらました高野長英は、入牢を免れ、事件落着後、天保元（一八三〇）年江戸に出た。彼は、麴町に居を定め、大観堂を開塾し、蘭学を教え、翻訳に、わが国最初の生理学書『西説医原枢要』、科学的認識の重要性を強調した『漢洋内景説』などの著作にも従事した。彼の周りには、幕府天文方に就任していた庄内の蘭方医小関三英、三河にある田原藩の重役、画家でもある渡辺崋山、幕府開明派の一員である川路聖謨、江川太郎左衛門、幕府の儒官古賀侗庵などが集まり、「尚歯会」と呼ぶ洋学研究団体を組織し、時勢を論じていた（佐藤昌介『崋山・長英論集』）。なお、小関は、ドイツ人医師であるコンスブルックの内科書を、『泰西内科集成』という書名で翻訳している。玄朴、戸塚清海らの江戸御徒町周辺で医業、蘭学教育を中心に活動していた蘭学の下町派に対して、長英らを蘭学の山の手派とも呼ぶ。

杉田玄白、大槻玄沢の流れを汲み江戸で活躍していた従来からの蘭学者坪井信道、杉田立卿、宇田川玄真ら、その次の世代の杉田成卿、箕作阮甫、宇田川榕庵、吉田長淑らに、外国人に初めて直接教えを受けたことになる、これらのシーボルトの弟子たちが、新たに参入してきたのである。

シーボルトの長崎滞在に間にあわなかったというべきか、その次の世代の蘭学、蘭方医学の芽が、この時すでに芽生えている。大坂の中天游の塾から江戸に移り坪井信道の門に学んだ緒方洪庵、江戸の足立長雋に従学し、長英の門もたたいたといわれる佐藤泰然、吉田長淑に蘭学を習った松本良甫、林洞海らが、元年から十年の天保年間に（一八三〇年代）、長崎に留学している。彼らはすでにかなりの蘭方医学を学んでいたと思われるが、江戸でのオランダ語に満足できず、長崎で直接通詞から習いたいと考えたのであろうか。

山口藩の蘭学者手塚律蔵は、長崎通詞が文化五（一八〇八）年のフェートン号事件以来英語も学習してきているのを知ってか、長崎に留学、英語を学んでいる。

蘭学者の関心は、医学から始まったが、物理、化学と自然科学、世界の地理、地誌、オランダ語以外の語学へと広がっていった。オランダ語に翻訳されていた西欧の医学書、自然科学書を読破して、彼らはこの時点ですでに、洋学、西洋医学、西欧文化の探求者であることを自覚していた。その意図を示すものであろうが、前述した長英は、二冊の自著に「蘭」の文字を使うことなく、「西説」「漢洋」の、また小関三英は彼の翻訳内科書に「泰西」の冠詞を付している。前掲した医学関連図書の翻訳をみても、十八世紀初頭の翻訳書はともかくとしても、その後のものに、タイトルに蘭の字をみることはできない。

天保九（一八三八）年、長崎留学を終えた佐藤泰然は林洞海、三宅艮斎らと江戸に帰り、和田塾を、緒方洪庵は大坂に帰り適塾を開塾した。泰然は、その後、千葉の佐倉に移り順天堂を開塾した。泰然は洋医、特に外科医を、洪庵は医師よりむしろ洋学者を育成している。次々と新しく、オランダ語で、西洋医学、洋学を学ぶ世代が生まれていっているのをみることができる。そして、彼らの著書、翻訳書を通じて、政治はともかくとしても、ヨーロッパの医学、科学、文化の導入が促された。これらからも示唆されるが、シーボルト事件自体は、幸いにしてその後の西洋医学、洋学の発展を妨げるまでには至らなかったと判断することができよう。

しかし、天保八（一八三七）年日本人漂流民を乗せて浦賀に入港したモリソン号を、浦賀奉行が砲撃して打ち払ったことを契機に、事態は急変した。江戸の蘭学、山の手派のリーダー渡辺崋山が「慎機論」を、その中心人物の一人高野長英が「夢物語」を書いて、外国船打ち払いの幕政を批判した。このため、天保十年、崋山は田原藩に永蟄居、長英は小伝馬町の牢獄に無期禁固に処せられ、この二人と親しかった小関三英は自刃した。蟄居の崋山も、田原藩で自刃している。「蛮社の獄」である。

これに引き続いて、天保十一（一八四〇）年、無用の蘭字使用禁止令、同十三年、翻訳書の検閲令、弘化二（一八四五）年、翻訳書出版許可制が布達された。「蛮社の獄」を口実にした、長年幕府内でその権威を守り続けてきた儒学者、漢方医学からの圧力であろう。蘭方医学、洋学への締付けは、厳しくなっていった。

嘉永元（一八四八）年、シーボルトの退去以来初めて、出島に蘭館医、モーニッケが渡来した。わが国の医学にとり画期的ともいえるエピソードであるが、彼はフランス人ラエンネックにより一八一八年開発された聴診器を、わが国に初めて導入した。杉田成卿は、聴診器の図解を示して、その使用法を紹介している（次頁の図）。その翌年には、佐賀藩からの要請もあったが、モーニッケの努力で、長年、蘭方医が待ち望んでいた、有効な痘苗が牛痘痂の形で長崎に運ばれてきた。その普及には、先に幕間Iでふれたが、関係者の大きな努力が注ぎ込まれ、着実に国内に種痘は広がっていった。

このように、日本医学上極めて注目すべき一連の出来事が国内で進行していたが、前述した天保十一年の蘭字使用の禁止令、翻訳書の検閲令などを覆させることはもちろん、緩和すらさせることもできなかった。嘉永二年にはさらに追い打ちをかけるように、眼科・外科以外蘭方医学使用禁止、蘭書翻訳届出令が付け加えられた。蘭方医、そして蘭学者は目立たないようにと逼塞して、その日々を送るという

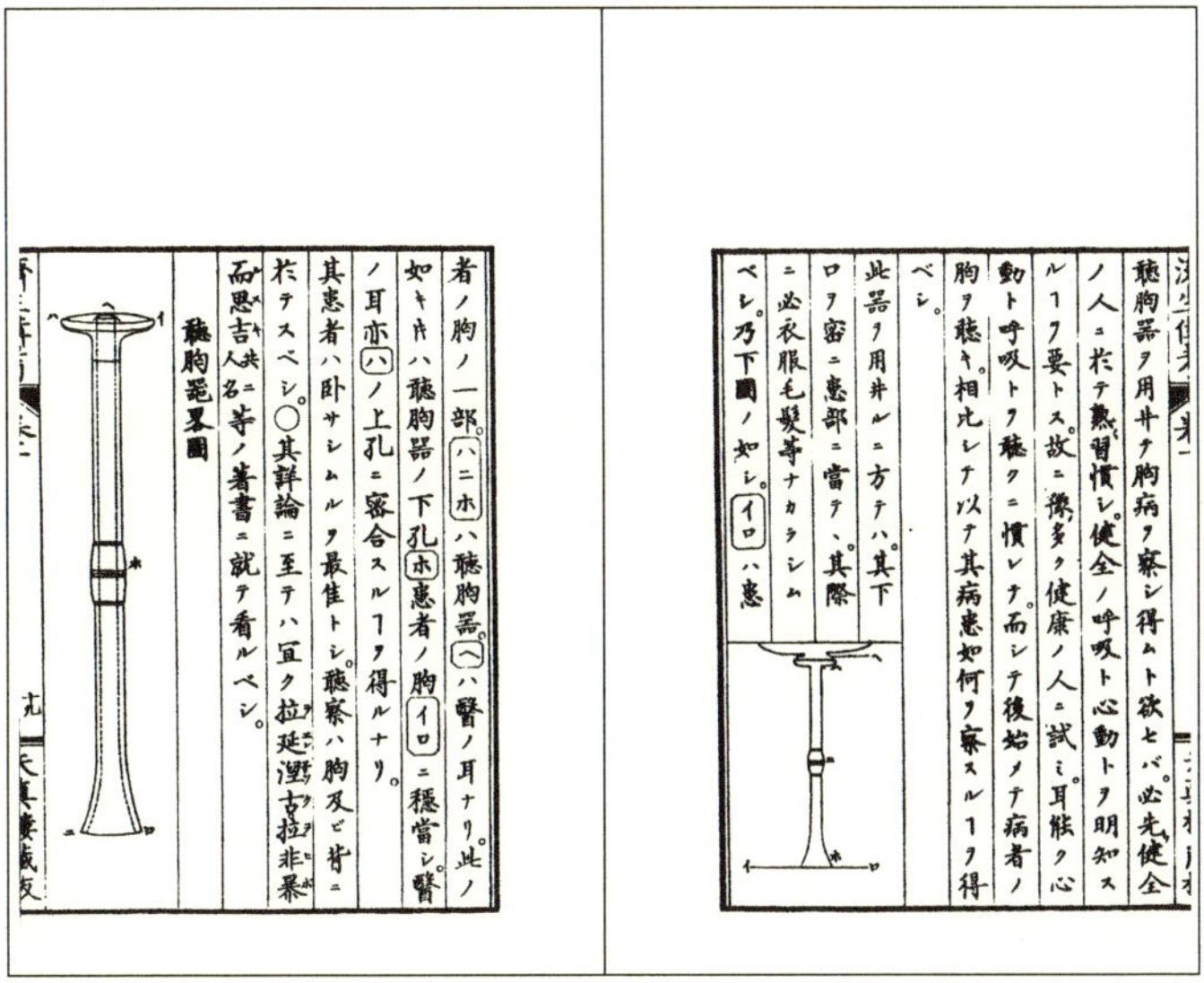

済生備考 巻二

聴胸器ヲ用井テ胸病ヲ察シ得ムト欲セバ。必先健全ノ人ニ於テ熟習慣レ。健全ノ呼吸ト心動トヲ明知スルコヲ要トス。故ニ幾多ク健康ノ人ニ試ミ耳能ク心動ト呼吸トヲ聴クニ慣レテ而シテ後始メテ病者ノ胸ヲ聴キ。相比レテ以テ其病患如何ヲ察スルコヲ得ベシ。

此器ヲ用井ルニ方テハ。其下ロヲ密ニ患部ニ當テ、其際ニ必衣服毛髪等ナカラシムベシ。乃下圖ノ如シ。イロハ患者ノ胸ノ一部。ハニホハ聴胸器。ヘハ醫ノ耳ナリ。此ノ如キ片ハ聴胸器ノ下孔ホ患者ノ胸イロニ穏當シ。醫ノ耳亦ハノ上孔ニ密合スルコヲ得ルナリ。

其患者ハ臥サシムルヲ最佳トシ。聴察ハ胸及ビ背ニ於テスベシ。○其詳論ニ至テハ宜ク拉延涅古拉非暴而思吉（人名）等ノ著書ニ就テ看ルベシ。

聴胸器畧圖

成卿の聴診器の図

杉田成卿「聴胸器用法略説」済生備考　嘉永三年康戌晩春新彫より

状態であった。当時、幕府の蕃書和解御用を務めていた津山藩蘭学者箕作阮甫は、入門希望者が来るたびに、攘夷主義者ではないかと疑ったという。

このような状態の中、ペリーが、黒煙をあげて走航する軍艦四隻を引き連れて、嘉永六（一八五三）年、江戸湾に強引に渡来した。

洋学

西洋医学のわが国への導入には、前述してきたように、蘭方医が蘭訳されたヨーロッパの各分野の医書、医学関連図書を邦訳して、大きな貢献をした。一方、洋学の導入に大きな貢献をしたのは、もちろん蘭訳されていた洋書を翻訳した、蘭方医、蘭学者の役割を否定するものでないが、それを勧めた蘭癖大名と呼ばれる、西南雄藩の藩主たちであったといえるのではないだろうか。彼らは、長崎に近いという地理的関係からも、西欧科学技術に親しく接する機会を持ちえた。さらに、彼らは、当時極めて高価であった洋書を購入することができた。また、十八世紀後半からの、長崎さらに日本近海に頻繁に現れた外国船の動向をみて、幕府は旧来の鎖国体制の維持に汲々としたが、彼ら藩主たちは、自分たちを防衛することを意図して、自藩の藩力を強化するために密かに洋学、西洋技術の導入を謀った。藩主たちは、江戸で開業し、蘭学塾を開いている蘭方医たちに、さらにはシーボルトの教育を受けた自藩の蘭方医たちに、藩で購入した西欧科学技術関連の洋書を渡し、その翻訳を依頼している。これら塾の所有者である蘭方医、蘭学者は、自塾の塾生を動員して、これら大名からの依頼の洋書の翻訳を行った（伊東栄『伊東玄朴伝』）。逃避行を続けざるをえなかった「蛮社の獄」の当事者、高野長英は、本人、家族の生計を、宇和島藩主より依頼された兵学書の翻訳でまかなっている（佐藤昌介『高野長英』）。

佐賀藩の洋学

鍋島直正は、島津成彬と並び、蘭癖大名の代表の一人である。佐賀藩は長崎に隣接し、福岡藩と交替で長崎警備の任を命じられ、早くから外国問題に巻き込まれ、蘭学、欧米文化に接する機会は多かったであろう。しかし、佐賀藩が蘭学に関心を示しだしたのは藩主直正の時代（一八一四―七一年）からである。天保七（一八三六）年、医学校「好生館」を開設、嘉永四（一八五一）年、医学校内に蘭学寮を設け、医学のみならず西欧科学技術に関する蘭書を多数購入している。シーボルトの弟子である佐賀出身の江戸の伊東玄朴、江戸から佐賀藩に帰った同じくシーボルトの弟子の大石良英、彼らの後輩の蘭学者大庭雪斎などに各分野の蘭書を翻訳させている。また、藩医である江戸の伊東玄朴の象先堂に、蘭学を学ばせるために、多数の藩士を留学させている。

藩士たちに、これらの翻訳書を学ばせ、藩内に鹿児島藩に先駆け反射炉をもうけ、大砲など火器の鋳造、改良を行い、造船にも着手している。理、化学、工業技術の分野にも関心を広げ、石炭採掘、陶磁器の作成、金属加工、写真術などにも手をつけていた。ペリーが将軍へ蒸気機関車の模型を献上した話は有名であるが、佐賀はその前にすでに動く機関車のミニチュアを作り、蒸気船の機構も理解していた。

さらに西洋型船舶を多数購入、幕末には鹿児島藩とともに諸藩中最大の海軍力を持っていた。必ずしも蘭語に詳しいとはいえない藩士たちが、これらの翻訳書を紐解き、欧米の技術を読み取って、何度も実験を繰り返し、自分たちのものとしていたのである。これらからも理解できるが、安政二（一八五五）年からの長崎での幕府海軍伝習に際しては、最も多い伝習生を派遣した。また、幕府の欧米使節団派遣に際しても多くの藩士を、使節団員の付け人として送り込んで、欧米の実情を藩士に直接収集させていた。杉本勲は、佐賀藩の蘭学は他藩とくらべて医学から軍事科学への転換が早く、きわだっていたと指摘している（『近代西洋文明との出会い―黎明期の西南雄藩―』）。

鹿児島藩の洋学

第二十五代藩主、島津重豪（一七四五―一八三三）は、数代のオランダ商館長と文通し、長崎出島のオランダ商館を訪ね、オランダ船で長崎港内の周遊までしている。八十歳を超える高齢に達しても、曾孫の成彬を伴い、江戸の長崎屋に、江戸参府のオランダ商館員をしばしば訪ねている。シーボルトにも会う機会を持っている。しかし、彼が安永三（一七七四）年創設した医学院は、江戸の医学館に倣ったのであろう、幕末まで漢方を主体とした。

島津成彬は、曾祖父重豪の影響を受けて西欧に強い関心を持った。沖縄を通じての中国貿易、弘化元（一八四四）年、那覇に強引に住み着いたフランス人神父フォルカードとの接触（フォルカード『幕末日仏交流記』）、嘉永四（一八五一）年には、アメリカから帰国したジョン万次郎を鹿児島で尋問する機会を持つなど、西欧、洋学、西欧科学技術に積極的に関心を示していた。また、藩医に迎えたシーボルトの弟子、江戸の戸塚静海、さらに江戸で蘭学塾を開いている伊東玄朴、坪井信道、箕作阮甫、川本幸民などに理工学、化学、兵学関連蘭書の翻訳を依頼している。佐賀藩にそう遅れることなく、嘉永六年には反射炉が作られ、蒸気機関の作成も手がけている。幕府の海軍伝習の機会には、長崎に藩士を派遣して、オランダ人教師から直接に造船のための工業技術を学ばせている。

安政（一八五八）五年、成彬は病気で急死したが、彼の命令で、千二百名の職工が働く、大反射炉、溶鉱炉、ガラス製造の設備を整えた軍需工場集成館が建設された。現在も鹿児島の特産品である薩摩切り子は、当時の製品である。薩英戦争で、イギリス軍艦にかなりの損害をあたえた砲撃は、この軍需工場で作られた大砲で行われたものである。

元治元（一八六四）年には陸海軍諸学科や英、蘭学の教育機関である開成所が設立され、有名な蘭学者を招いて、英語、蘭語に加え、洋式兵術、数学、天文、物理などを学ばせている。薩英戦争後に友好関係が結ばれると、後述するが十五名の密航留学生をイギリスに派遣した。これは、もともとは、島津成彬が企画した計画である。慶応二（一八六六）年には、五代らが先にヨーロッパで買い付けた紡績機械を鹿児島城下に据え付け、指導に七人のイギリス人技師を招き、鹿児島紡績所を完成、綿布の生産を開始している。彼らの住んだ洋式の技師館が、異人館として現在も残っている。

山口藩の洋学

山口の場合は、長崎でシーボルトの指導を受け、さらに江戸で坪井信道、宇田川榛斎について学んだ周防大島の医師青木周弼が、天保十（一八三九）年藩医として召し抱えられて、藩の洋学が振興された。安政二（一八五五）年には、医学館「好正館」に付属して西洋学所が設けられ、後述する幕府開成所と同様、洋学、兵学、医学を備えた蘭学校が創設されている。洋学としては、英学、化学、理学、分析学、数学、天文、地理までにも拡げられた。文久元（一八六一）年には写真術、ついでガラス製造、洋式帆船の建造なども行われている。

文久三年には、後述するように伊藤俊輔、井上聞多ら五名が密航の形で渡英している。彼らの持ち帰ったヨーロッパの情報は、限られたものではあったろうが、山口藩の開化に小さくはない影響を及ぼしたと考える。

山口の場合は、長崎と江戸を結ぶ便利な海路、関門海峡を手中にしており、鹿児島、佐賀、福岡に劣らず海外情報が入手しやすかったのであろう。周弼とともにシーボルトのもとに留学した青木研蔵が、周弼病死の跡を継いで、伊東玄朴の象先堂から帰り、藩洋学のリーダーとなっている。

5 ペリー来航と、幕府の洋学、西洋医学の導入

幕府は、文化八（一八一一）年、日本周辺に出没し始めた外国船への対応の必要性から、蕃書和解御用係をもうけた。はじめ蘭方医大槻玄沢、ついで杉田成卿などを係として登用した。しかし、幕府は、西欧の国情、政治を積極的に研究する態度はもちろん、洋学、西洋医学をわが国に取り入れようなどの考えはなかった。オランダ国王は、弘化元（一八四四）年、当時の中国での西欧諸国の動きに鑑み、幕府に日本開国の勧告状を寄せた。嘉永五（一八五二）年には、長崎出島の商館長は「オランダ風説書」で、わが国への米艦来航の予告までした。しかし、前述したように、天保十一（一八四〇）年の、さらに嘉永二年に出された、蘭書翻訳検閲、届出、眼科・外科以外蘭方医禁止の諸令が、ペリー来航のその時まで、実行されていたわけである。

ペリーの来航で、維新までその後十五年余、尊皇攘夷の火が国内に燃え広がったことは一般によく知られている。これとは対照的にあまり広く認識されてはいないが、幕府は、それまでかたくなに拒否し続けてきた洋学、西洋医学を、手のひらを返すように、公認し、おおらわでその成果を取り入れよう

とした。幕府執行部の慌てぶりが、目に見えるようである。後述するように、洋学伝習、洋式海軍の伝習、語学伝習、医学伝習、人材の海外派遣と、幕府は広範な分野で、それまでは考えられもしなかったことであるが、活発な動きをしている。西南雄藩は、従来の洋学導入の態度を、幕府の動きに劣らず、さらに活性化させた。ペリー来航から維新への時代の動きは、尊皇攘夷の動きの国内での激化の過程であるとともに、また日本の急速な、西欧文明の受容、開化の道程でもあり、極めて関心が持たれる。

幕末、維新の日本の医学の問題から若干離れるが、それを包み込む日本の変貌ぶりを理解しておくことは必要である。

蕃書調所、最終的には開成所と命名された洋学所の設立

ペリーとの交渉に主役を演じた当時の老中首座、福山藩主阿部正弘は、安政元（一八五四）年、日米和親条約締結直後に、遅ればせながら幕政改革を唱え、天下の洋学者を集め、外国事情研究のための機関設置を提案した。軍艦を派遣してきたアメリカをはじめ、わが国の周囲に集まってきている諸外国に対応するために、緊急に必要と判断したのである。安政二年には、幕臣では希有なことであるが蘭学塾を開いていた勝海舟、幕府蕃書和解御用を務めていた津山藩蘭学者箕作阮甫、長崎通詞森山栄之助に命じ、開成所の起源である洋学所設立準備を始めている。安政三年には、洋学所を蕃書調所と改め、箕作阮甫、杉田玄白の孫、成卿を教授に任じている。幕府は洋学を公認していなかったから、教官を幕臣で

は構成できず、内容を充実するために、その大部分を津山、鹿児島、山口の諸藩から、さらに浪人、家塾経営の蘭学者から選ばねばならなかった。

安政三年から、蘭学を正課に、英学の教育も始まった。

蘭学の分野での、特記すべき大きな成果は、それまで印刷が許されず、蘭学者たちがそれぞれ自分たちで筆写して伝えてきた蘭日辞書ズーフ・ハルマを、箕作阮甫の努力により『和蘭字彙』として印刷、刊行しえたことである。なお、ズーフ・ハルマとは、十八世紀初め、長く長崎に滞在することを余儀なくされたオランダ商館長ズーフが、長崎通詞の協力を得て、ハルマの蘭仏・仏蘭辞書を土台に作成した蘭日辞書である。先に稲村三伯らが、ハルマの辞書から蘭日辞書を作成したが、これを「江戸ハルマ」と呼び、ズーフ・ハルマを「長崎ハルマ」とも呼ぶ。

英学は、山口の出身で後に佐倉藩蘭学者となった手塚律蔵を教授手伝、津和野藩の西周、津山藩の津田真道を手伝並として始まっている。手塚は、天保の時代に、長崎で長崎通詞から英語も学んだ。後者二人は、手塚の英学塾で英語を学んでいた。遅れて、安政六年、教授手伝に、長崎通詞堀達之助が登用された（**巻末註1**：堀達之助と吉田松陰）。彼は、H・ピカード（Picard H.）の『A New Dictionary of the English–Dutch and Dutch–English Language』（一八五七年版）を底本として、教員諸氏の協力を得て『和英対訳袖珍辞書』を印刷、刊行した。さらに、『伊吉利文典』『英吉単語編』『英語階梯』が蕃書調所から、中浜万次郎により『米英会話捷径』が、刊行された。

幕府直轄の蕃書調所であり、当然外国人教師雇用までには至らず、当時英語を直接耳にしえていたのは中浜万次郎だけである。英語がいかに重視されたかが窺える。文久二（一八六二）年、同所稽古人は、百人のうち六十―七十人は英学修業者であった。幕末、すでに、わが国の中心的外国語は従来の蘭語から英語に変わっていたといえよう。

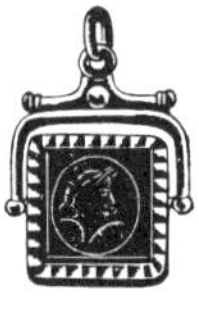

◉幕間Ⅱ

長崎通詞は英語の素養も身につけていた

英語を学ぶため長崎に留学した手塚、開成所英学教授手伝に迎えられた長崎通詞堀、また福地源一郎、福沢諭吉に英語を指導した森山栄之助などの例からも示唆されるが、長崎通詞は日本への英語の移入にも大きな役割を果たした。長崎通詞のもとには、蘭語に加え英語の知識も蓄積されていて、彼らには、幼少の頃から蘭語と英語の教育が施されていたのである。

　というのは、文化五（一八〇八）年イギリス軍艦フェートン号がオランダ商船の拿捕を目的に長崎港に侵入した事件（フェートン号事件）の直後、当時の長崎奉行はイギリス人の暴行に怒り、オランダ商館長ズーフらに、六人の長崎蘭通詞に英語を教えることを命じている。担当した商館員はブロムホフで、彼は四年ほどアイルランドでイギリス陸軍の軍務に服していた履歴があり、商館員の中ではもっとも英語に堪能であったとのことである。文化六年から同十年まで、長崎奉行依頼の英語教育に当たった。その成果として、文化七年には、吉雄権之助が

『諳厄利亜《アンゲリア》言語和解』(内題諳厄利亜常用語例)第一冊を、翌年には猪俣伝次郎が第二冊を、岩瀬弥十郎が第三冊を仕上げて、長崎奉行所に提出した(井田好治「長崎におけるオランダ商館員と蘭通詞による英学の移入」)。井田も指摘しているが、わが国の語学研修には極めて稀な、オーラル・アプローチ式の教育を受けた。ここで蓄積された英語が、彼ら長崎通事の幼少時の英語教育に活用された。

その後も英語研修を続けたのであろうが、日本人だけでの学習であるから、その発音などはさらに不正確なものになることはあっても、改められる可能性はありえない。しかも、天保八(一八三七)年モリソン号打払令、渡辺華山、高野長英などがかかわる天保十年の「蛮社の獄」など幕府の鎖国政策は一段と強化された。天保十一年には、無用の蘭語使用禁止令、嘉永二(一八四九)年には、眼科、外科以外の蘭方医禁止令が出されている。彼らの英語を使う機会などはもちろんなかった。むしろ、よくぞ持ちこたえられたというべきであろう。

しかし、嘉永元年から同二年にかけ、森山を含む十三人の長崎通詞はアメリカ人マクドナルドから、英語を習う機会を持った。マクドナルドは、嘉永元年、北海道、焼尻島にアメリカの捕鯨船から上陸を強行し、捕らえられて、約七カ月長崎に拘束されていた。マクドナルドは、アメリカインディアンの首長の娘とスコットランド人の間に生まれた男である。彼は、一八三五(天保六)年、オレゴン州コロンビア河口に漂着し、生き残った三名の日本人と彼らが船で運んでいた陶器などの物品から、日本に関心を持ち、長年日本上陸を計画していた(在米日本人会『在米日本人史』)。

マクドナルドの講義は、彼が捕らえられていた座敷牢として使われていた寺の一室で、長崎奉行所の役人監視のもとという極めて限られたものであった。しかし、長崎通詞たちにとっては、マクドナルドは初めての、英語を母国語とする教師であったわけである。マクドナルドの英語教育は、極めて大きな意義があったことであろう。マクドナルドは記述しているが、森山は共に英語を習った同僚通詞の中でもっとも優秀な生徒であった。ペリー来航前のことであり、幕府の鎖国令強化の時代に、長崎奉行がなぜこのような機会を作ったのであろう。堀は、理由は明らかでないが、この十三人の中には入っていない。

このような蓄積のもとに、森山、堀がその典型であるが、長崎通詞たちは英語をオランダ語とともに長年勉強してきた。そして、この英学の蓄積が開成所にまで伝えられたのである。

安政二年、日米和親条約により、長崎に加え下田および箱館が、渡来外国船に必需品提供のため開港されることになった。下田には、前述した堀達之助と志筑辰一郎、箱館に名村五八郎と岩瀬弥四郎の英語のわかる長崎通詞が派遣されている。なお、名村は箱館赴任直後から、勤務の傍ら奉行所の役人、希望者に英語を教えている。その一人が、後にも出てくる三井物産初代社長の益田孝である（石原千里「オランダ通詞名村氏」）。

安政六年、緒方洪庵の適塾から独立して江戸に出てきた福沢諭吉が、開港直後の横浜を訪ね、自分の学んだオランダ語が全く役に立たないとショックを受け、今後は英語だと決心したというのは有名な話である。しかし、彼は、その時点で江戸には英語を教える所はなかったといっている。文久二（一八六二）年の遣欧使節に、福沢と参加した福地源一郎も、当時英語がわかるのは長崎通詞森山栄之助とアメリカ漂流から帰国した中浜万次郎の二人しかいなかったと彼の『懐往事談』に書いている。彼らの発言は、前述してきた開成所の英語教育をもちろん知っていた上であえていったことであろう。福地は、森山の塾に寄宿して、森山の公務の余暇に英語をならっていた。福沢も森山に入門した。森山は、福地、福沢に十分に英語を教えるほど時間的余暇を持っていたとは考えられないから、二人もかなり独学を必要としたのではないだろうか。

日本の海外への触角の役割を果たしていた長崎に、江戸から出向させられていた長崎奉行が、維新の半世紀以上も前から、オランダ語にとらわれず、英、仏語の学習を通詞に命じていたのはさすがである。この辺の情報、集積された資料が伝わっていたら、大坂、緒方洪庵の適塾などでは、ペリー来航前からすでに蘭・英、蘭・仏の辞書を抱えて、英学、仏学の学習が始まっていたのではないだろうか。福沢諭吉も、横浜でショックを受けることもなかったのではないだろうか。

英語伝習所の開設、その他の外国語の学習

蕃書調所での教育だけでは不十分、ネイティブな外国人教師による語学の伝習が必要と判断したのであろう、幕府は安政五（一八五八）年に、長崎奉行所内に「英語伝習所」を設立している。英語の素養のある長崎通詞楢橋栄左衛門、西吉十郎を頭取に、外国人教師としてオランダ海軍将校デ・ホゲル、イギリス長崎領事フレッチェルを迎えている。外国人教師から、外国語を公式に習った初めての試みであ

る。この伝習所は、文久二（一八六二）年には「英学所」、同三年には「洋学所」、慶応元（一八六五）年には「済美館」と名前が変わり、幕府の崩壊まで続いた（杉本勲編『近代西洋文明との出会い──黎明期の西南雄藩──』）。

一八五九（安政六）年、長崎に渡来した、アメリカで教育を受けたオランダ人宣教師フルベッキが、「済美館」の英語教師として参画している。なお、慶応三年には、佐賀藩の英学校「致遠館」が長崎に併設された。幕府の「済美館」で教えていた前述のフルベッキが、ここでも教え、大隈重信、副島種臣はその愛弟子である。フルベッキは、後述するが、明治新政府に大きな貢献をした。

文久三年には、横浜運上所の一室に、ヘボン各派の宣教師が関与して、「英学所」が開校され、長崎の英学校同様諸藩の藩士にも公開された。この時点では、幕府直轄の英学所が、長崎、横浜の二カ所に開設されたわけである。外国人教師の授業は厳しく、日本人には「th」の発音が難しいという記録まですでに残されている。英語の学習の仕方も、蕃書調所だけでなく、多様になっていっている（巻末註2：直接外国人教師について英語を学んだ侍たち）。

さらに語学の学習は、フランス語（巻末註3：日本仏学の始祖村上英俊）、ロシア語（巻末註4：ロシア語は十八世紀末に日本に紹介されていた）、ドイツ語（巻末註5：ドイツ語の学習は主要外国語の中で一番遅れた）の諸外国語にまで及んだ。和親条約締結の各国との交渉は、当初はまだ長崎通詞を介してのオランダ語で進めることが許された。しかし、オランダ以外の各国に、いつまでもオランダ語で交渉することは許されず、諸外国語を日本人が学ぶことが必要となる。すでに、ペリー来航以前から、ごく限られているが、蘭学者の中には英語、フランス語、ドイツ語にも関心を持って、勉学していたものがいた。

万民のための芸事

各外国語の学習に加えて、「海内万民之為有益之芸事」として、洋学、すなわち地理、天文、究理、数学、物産、精錬、器械、画、活字の諸学科がもうけられた（芝哲夫「開成所の科学者達」）。

後述もするが、当時中国に派遣されていたアメリカ人、イギリス人宣教師による漢訳地理学書『海国図志』『聯邦志略』に幕命で訓点をつけたのは、蕃書調所開設当初から教授に登用された津山藩士箕作阮甫である。その養子で適塾に学んだ秋坪が、地理学の教授手伝になっている。窮理学すなわち物理学は、市川斎宮、武田斐三郎らが担当した。市川、武田ともに適塾の出身者で、武田は五稜郭の設営を指導した人物である。精錬学すなわち化学科には、川本幸民が教授方に迎えられた。川本は、兵庫三田藩の藩医の出で、緒方洪庵とともに坪井信道に蘭学を学び、宇田川榕庵の後を継いで化学に強い関心を持った人物である。桂川甫策も化学に造詣が深い蘭学者であった。数学科には、美濃出身で、杉田成卿の弟子である神田孝平が教授方に迎えられたが、やはり適塾出身者の杉亨二も教員の一人であった。物産学は、かつての博物学であるが、シーボルトが文政年間来日したとき、意見の交換をした名古屋の伊藤圭介が初代教授であった。伊藤の日本植物学への貢献は偉大なもので、当時すでにリンネの植物命名法を導入していた。彼の業績が集積されていたから、明治初期、動物学では海外留学生を派遣して当時の知識の導入を図ることが必要とされたが、植物学ではその必要を認めなかった。

前述してきたように、教官のほとんどが蘭学者であり、しかも適塾出身者が目につく。洋書の翻訳にとどまらず、活字印刷、さらに市川、加藤による電信機の学習などがその代表例であるが、西欧の新しい技術の積極的な導入も行われた。また、従来タブーとされた政治、経済、法律などの分野についても、同じく教員であった津田真道、西周がライデン大学で、幕府留学生として学び、慶応元（一八六五）年に帰国、わが国に導入している。このほかに、鹿児島の松木弘安がオランダ語で、その職務は明らかでないが、山口の大村益次郎が、いずれも短期間であるが、蕃書調所の教授手伝を命じられている。

学生としては、希望があり、条件がそろえば陪臣にも、身分にかかわらず就学の機会があたえられた。身分の低いもの、地位にないものの中では、立身出世の糸口と、洋学に対する関心が高まったといわれている（『東京大学百年史—通史1』）。

なお、箕作阮甫の努力による『和蘭字彙』、堀達之助の『和英対訳袖珍辞書』は、慶応三年のパリ万博に日本を紹介する資料として出品されている（宮地正人「混沌の中の開成所」）。

初期の期待通りに開成所が発展すれば、当時の幕府の、いや日本の教育機関としても、重要な地位を占め、十九世紀以降の日本の開化に計りがたい貢献をしたのであろう。幕末の混乱で、いつの時にも、そしてどこの国でもそうであるように、洋式軍事技術の導入、開発などのために、幕府陸軍所、外国奉行への従属とその組織は変更され、当初の学術的色彩は薄れ去った。しかし、それまで儒教的教育に終始してきた有能な、若い幕臣をはじめ諸藩の武士に、西欧文明を、その一端にすぎなかったかもしれないが、かいま見る機会を与え、その存在の意義は決して小さくはなかったのではないだろうか。

海軍伝習所の設立

安政二（一八五五）年には、蕃書調所設立と同時に、幕府は海軍力整備のため、オランダ海軍軍人を教官とした海軍伝習所を長崎に設置した。米英諸国との条約締結に反対する諸藩の、幕府に対する厳しい見方を緩和させる意図もあったのであろう、諸藩にも藩士の参加が呼びかけられた。勝海舟が、海軍伝習の充実に尽力している。勝が記録しているが、佐賀藩からの伝習生が最も多く、しかも伝習態度が最も熱心であった。前述したように、佐賀藩ではすでに洋学を導入、蒸気機関、洋式船の製造などを始めていたためである。安政四年には、長崎伝習所総督永井玄蕃頭は二年の伝習を終えた第一回生とともに、オランダから寄贈された外輪船観光丸を繰船して、長崎から関門海峡、瀬戸内海、紀伊半島沖、遠州灘を経て江戸に帰っている。彼らは長崎で身につけた知識、技能をもとに、同年末に早速築地に軍艦教授所を開いた。また、同時に第二回海軍伝習を長崎でスタートしている。長崎での海軍伝習は二回で終わり、教官を務めたオランダ海軍軍人は帰国し、以後は江戸軍艦教授所での教育が主体になっている。

万延元（一八六〇）年、第一次遣米使節団派遣に随行した、勝海舟、福沢諭吉らが搭乗した咸臨丸での太平洋横断は、この海軍伝習の大きな成果の一つである。幕府のみならず諸藩で、外国から購入した船舶を、日本人が運航するようになっている。

幕府海外留学生の派遣

外国使節からの働きかけももちろんあったが、海外留学生の派遣も、積極的とはいえないまでも行っている。幕府からの欧米使節団の派遣とともに、彼らは、海外情報のわが国への導入に一役を担っている。

安政元（一八五四）年、各国との和親条約締結後に、老中阿部正弘は、蕃書調所創設の提案と同時に、旗本子弟を海外視察、航海術修業のため西洋に派遣すべきことを海防掛に諮問した。海外渡航の必要性を、幕臣が、しかも老中がまず叫んだのである。続いて、蕃書調所の教官たちからも、洋学の神髄を究めるため欧米諸国に赴いて現地で学ぶべきだとする洋行、留学の志望が表明されている（石附実『近代日本の海外留学史』）。しかし、阿部の急死、井伊大老の登場で、時計の針は逆に巻き戻され、幕府第一次留学生が派遣されたのは和親条約締結後八年目の文久二（一八六二）年である。

文久二年、第一次オランダ留学生

文久元年、幕府内に、アメリカへの洋式軍艦建造の発注とそのための海軍留学生派遣の議がおこった。

しかし、アメリカではちょうど南北戦争が勃発したため、この件は実現不可能となった。この結果、軍艦建造の注文、海軍留学生の派遣を、従来から関係のある、オランダに依頼することになった。幕府は、万延元年の遣米使節派遣のこともあり、当初は、初めての留学生をアメリカに送り出す予定でいたのである。日本人の英語力も、前述してきた諸努力で、オランダ語並になっていたのであろう。アメリカの南北戦争がなかったら、日本開国のドアを開いたアメリカが、明治維新の展開にもっと密接に関わった可能性は否定できない。

この時海軍関係の留学生として、榎本武揚、赤松大三郎ら士官五人と七人の職方が派遣された。この機会に、かねてから声高に表明されてきた蕃書調所教員の外国留学の議が受け入れられ、前述した津田真道と西周のオランダ留学が実現した（**巻末註6**：津田、西の留学に対する松木の手紙）。ちょうど、長崎の医学伝習所教官ポンペが五年の契約を終え、帰国する機会でもあったので、これに伊東玄伯（方成）、林研海の医学留学生も加わった。いずれもわが国初めての海外留学生である（**巻末註7**：第一次オランダ留学生の船旅）。

オランダ到着後、オランダ政府および先に長崎の海軍伝習指導者を務めたカッテンディケらの配慮で、留学生活を開始している。赤松ら海軍士官や職方はドルトレヒトやアムステルダムの造船所で設計、製図、造船術の伝習を受けている。残りの海軍士官たちは、デン・ハーグの海軍兵学校で学んでいる。職方もオランダ語を学び、それぞれの専門領域の伝習を受けた。伊東、林はデン・ハーグの海軍軍医学校で、研修した。前述のように、津田と西はライデン大学でフィッセリング教授の指導を受けた。

津田、西は慶応元（一八六五）年末に帰国している。彼らは、それまで日本では知られていなかった国際公法、法学、経済学、統計学を学び導入した。「彼国之政体事情通覧致し」て帰り、その内容は「国家之強弱貧富に関係致す」という理由で、幕府は二人を直参とし、開成所の政治学教授方に任命している。彼らを教育したフィッセリング教授は、新興国ドイツの官僚法学を基準に彼らを教育したといわれている。教授就任後、津田はフィッセリング教授の講義をもとに「泰西国法論」「泰西法学要論」などを、西は「万国公法」「泰西官制略説」などを著述している。また、津田も西も、たんに教授職に甘んずることなく、折からの幕政危機の打開、新政への模索に、積極的に参画した（大久保利謙『津田真道　研究と伝記』）。

榎本武揚ら幕府海軍関係者は、慶応三年三月オランダで建造された「開陽丸」を回航して横浜に帰着している。伊東、林および赤松は、留学期限の延長が認められ、明治元（一八六八）年新政府による帰国命令まで修学を続けた（石附実『近代日本の海外留学史』）。

職方の一人、大野弥三郎はこの機会に、時計の製法を学び、帰国後時計製作所を開き、日本で初めての懐中時計を作った。また、明治に入り大阪の造幣廠で各種の機械の製作にも関与した。上田寅吉は、伊豆、戸田の船大工で、安政の大地震で沈没したロシア船ディアナ号の代船建造に、副頭取として関与した。長崎の海軍伝習にも参加し、この留学に選ばれた。帰国後は、横浜造船所（後の海軍工廠）の初代の所長となり、後年は天城など諸艦の設計にも参画している。上田は、特にオランダ語をよく読み、専門書もこなしたという。戸田の大行寺は、彼の菩提寺で、近くの御浜崎には彼の記念碑がある。

慶応元年、ロシア留学生

慶応元年のロシアへの留学生派遣は、性急なロシア公使ゴスケヴィッチの申し入れで、企画、実行された。攘夷派を刺激することを恐れ、開成所（文久三年洋書調所から改名）学生の中で密かに選考が行われた。箱館奉行支配山内作左衛門、仏学の市川文吉、英学の緒方城次郎、蘭学の小沢清次郎、ドイツ学の大築彦五郎ら六名が選ばれた。いずれも、専攻語学で稽古世話心得を務めていた人物である。市川は開成所頭取市川斎宮の長男で十九歳、緒方は洪庵の三男で二十二歳、小沢は十三歳であった（石附実『近代日本の海外留学史』）。幕府は、ロシアの政治、海軍および諸学を学ぶためロシアの大学に留学させるとしているが、出発前の計画も十分でなく、学生たちの基礎学力も不足し、山内以外はロシア語はできなかった。ロシア政府側の準備も不備であった。幕府の命令で慶応四年帰国しているが、市川は、明治十一年まで留学、東京外語学校でロシア語を教え、ついで外務書記官になっている。

慶応二年、イギリス留学生

英、仏など四カ国の圧力もあり、幕府は慶応二年渡航を解禁した。同年、幕府はイギリスへの留学生を初めて公募で求めている。幕府当局は本来は、四―五年の予定で、西洋の文物・学術の調査、研究を期待して派遣した。開成所で、和文論文、英文和訳、和文英訳の選抜試験が行われ、驚くなかれ、八十余名が受験した。中村敬宇、川路寛堂が取締となり、十歳代から二十歳前後の十二名が選ばれた。この中には後述する外山正一、菊池大麓、林董などが含まれている。菊池大麓は、箕作阮甫の孫で当時十二歳、最年少者であったが、数学者になり、後に東京大学総長を務めた。林董については前述した。中村敬宇は、三十五歳ですでに儒者として一家をなしていたが、儒官になってからも英学を学んでいた。儒者の立場から、イギリス留学を希望し、監督として渡英した。イギリス滞在中も、漢籍を朗読することを毎朝の日課とし、同行の留学生から敬服されていた。帰国後の活動については後に触れる。川路寛堂は、伊東玄朴らが計画した種痘所開設に自宅の一部を提供した、開明的幕府官僚、川路聖謨の孫である。

幕府は、イギリス公使パークスにこれら留学生のイギリスでの世話を依頼している。イギリス政府も、公式な日本人留学生の渡英を歓迎した。慶応二年十二月にロンドンに着き、ほぼ一年を英語の学習に費やし、三年末にロンドン大学ユニバーシティ・カレッジの予科に入っている。当初は留学生は、英語を読むことはできたが、会話力は林が漸く話しえた程度であった。期待通りの留学ができていれば、かなりの成果が期待しえた試みであったといわれている。早々の幕府の瓦解で、慶応四年正月には帰国が命令されている。

慶応二年、第二次オランダ医学留学生

幕府は、さらに慶応二年五月、ボードウインの一時帰国の機会に、緒方惟準および松本良順の息子銈

太郎を、第二次医学留学生としてオランダに派遣している。二人は、ポンペ、ボードウインが卒業したユトレヒトの陸軍軍医学校で、研修をしている。二人の所に、留学を延長した赤松が訪ね、またハーグの海軍病院で研修していた林、伊東とも会っている。なおこの機会に、緒方、松本とともに長崎でボードウインについて勉学していた筑前藩の赤星研造、武谷椋山の二人が、一緒に藩費でオランダに医学留学している。これは、海外渡航が公に許可されてからで、彼らは諸藩からの初めての海外留学生である。赤星については、また後で触れる。

慶応三年、フランス留学生

幕府は、慶応三年一月にパリ万国博覧会へ徳川昭武を代表とする一行を派遣している。博覧会へのわが国の物品の展示はもちろんであるが、その主たる目的は留学と視察であった。同行した奥詰医師の高松凌運は、この機会にパリ市民病院オテル　デューでフランスの外科医学を研修したことは先に触れた。フランス政府との交渉に、外国奉行の栗本鋤雲が途中から加わり、さらに留学生八名が追加派遣されている。留学生は横浜語学所のフランス語研修卒業生で、栗本鋤雲の養子貞次郎、緒方洪庵の息子十郎、大鳥圭介の弟貞治郎などがいる。ナポレオン三世により見事に計画された壮大なパリの都に、一行は度肝を抜かれたという。普仏戦争で破壊される前のパリを見た、数少ない日本人であるわけである。

なお、これらヨーロッパに開成所から派遣された留学生は、幕府の瓦解で、一同パリに集結、フランス郵船で慶応四年六月横浜に帰っている。林董は、兄の松本良順が会津の籠城軍に加わったように、帰国後榎本武揚の軍に加わり、箱館五稜郭にたてこもっている。高松凌雲も、医師として榎本軍に加わり、フランス仕込みの医療で、戦傷者の治療に貢献した。

慶応三年、勝小鹿のアメリカ留学

同三年九月に、軍艦奉行勝海舟は、十四歳の息子小鹿を海軍軍人にしようと幕府に私費留学の願いを出し、南北戦争後のアメリカに留学させている。従者として、勝の弟子である仙台藩士の富田鉄之助、同じく庄内藩士の高木三郎を同道させた。この時、前述したヘボン夫人に英語を習った高橋和喜次（是清）も同行している。小鹿は、ニューブラウンズウィック（NBW）の小学校などを経て、アナポリスの海軍兵学校に入り、帰国後海軍軍人となっている。富田、高木は、NBWにあるラトガースカレッジに初めての日本人留学生として学んだ。（巻末註8：ニューブラウンズウィック［NBW］は幕末日本人留学生のアメリカのステーションであった）幕府の倒壊で二人は一時帰国しているが、彼ら三人は、維新後も留学が許された。小鹿は明治二十五年、父親に先立って病死している。富田は、当地のビジネス・カレッジを出て、明治五年には留学生として領事心得となり、後に日銀総裁にもなっている。高木も、富田の後を継ぎ、ニューヨークの領事になっている。高橋は、後に大蔵大臣、総理大臣を務めた高橋是清である。

◉幕間Ⅲ
津田と西は、ライデンで、日本再渡航から帰ったシーボルトに逢っていないか？

文政六（一八二三）年、オランダ商館医として長崎に赴任してきたシーボルトは、ビュルツブルク大学卒業のドイツ人医師である。代々高名な医学教授を輩出した家系に生まれ、医学の他、博物学にも深い関心を持ち、かねてから東洋の博物誌を研究したいという考えを持っていた。前述のように、彼は多くの優秀な日本人蘭方医、蘭学者を訓育した。彼はまた、オランダ商館長に随行して、江戸に参府し、その途次わが国の自然、景観、人々の生活を広く見聞した。また、剝製にした日本の動物、押葉にした植物、日常の生活品、さらに日本人画家に描かせた風景画、風俗のスケッチなど極めて多くのものを収集し、悲劇的なシーボルト事件に遭遇したが、その多くを持ち帰った。帰国後、ライデン大学の近くに自分の家を持ち、日本館と名付け、日本からの収集品を展示し、研究成果をまとめた著書『日本』を執筆した。次々ページの写真は、現存している、ライデンのシーボルトの家である。彼は、ヨーロッパでは、医師としてより、当時の日本およびその文化を欧米に紹介した人物として知られている。

一八五三年ペリーの日本渡航の計画を知り、日本問題の権威として売り込み、同行をアメリカ政府に申し込んだが、実現はしなかった。しかし、安政五（一八五八）年、五カ国修好通商条約が成立し、許されて同六年、日本に再入国した。日本人妻「おたき」との間に生まれた

「おいね」は、彼のかつての教え子の援助で、日本で初めての女性産婦人科医となっていた。日本から追放され、帰国後ドイツ人妻との間に生まれた息子アレキサンダーは、父親の再渡来の機会に来日した。異母姉弟、相まみえる初めての機会であった。

シーボルトの二回目の長崎滞在中、長崎養生所では、オランダ人医師ポンペ、その後継者のボードウインが日本人医師へ西洋医学教育を行い、活躍していた。日本初の洋式病院も設立されていた。四十年前、彼自身が行った日本人への医学教育と比べ、シーボルトはどのような感慨を持ったことであろう。彼は、娘「おいね」の医学教育を二人に依頼している。

文久元（一八六一）年になって、シーボルトは彼の期待していた幕府の外交顧問として、長崎から江戸に招請された。しかし、日本がおかれている当時の状況を正確には把握できなかった。このため、各国外交官は彼が外交問題に介入することを嫌い、幕府に彼を解雇することを迫った。彼は、文久二年、不本意ながら顧問を辞して、子供らと別れ、単身ライデンに帰っている。

幕府の初めての海外留学生として、津田真道、西周は、榎本武揚らと、前述したように、文久三年五月、ロッテルダムに上陸している。三カ月のオランダ語の特訓の後、ライデン大学のフィッセリング教授の私邸で法学、経済学など五科目の特別講義を受けている。フィッセリング教授の私邸は、シーボルトの家が面している運河の対岸にあった。

シーボルトの家は、ライデン市の計画で、現在内装がリニューアルされ、二〇〇五年三月に完成し、公開される予定であるが、シーボルト・ハウスと呼ばれる博物館に生まれ変わろうとしている（次ページ写真）。シーボルトが収

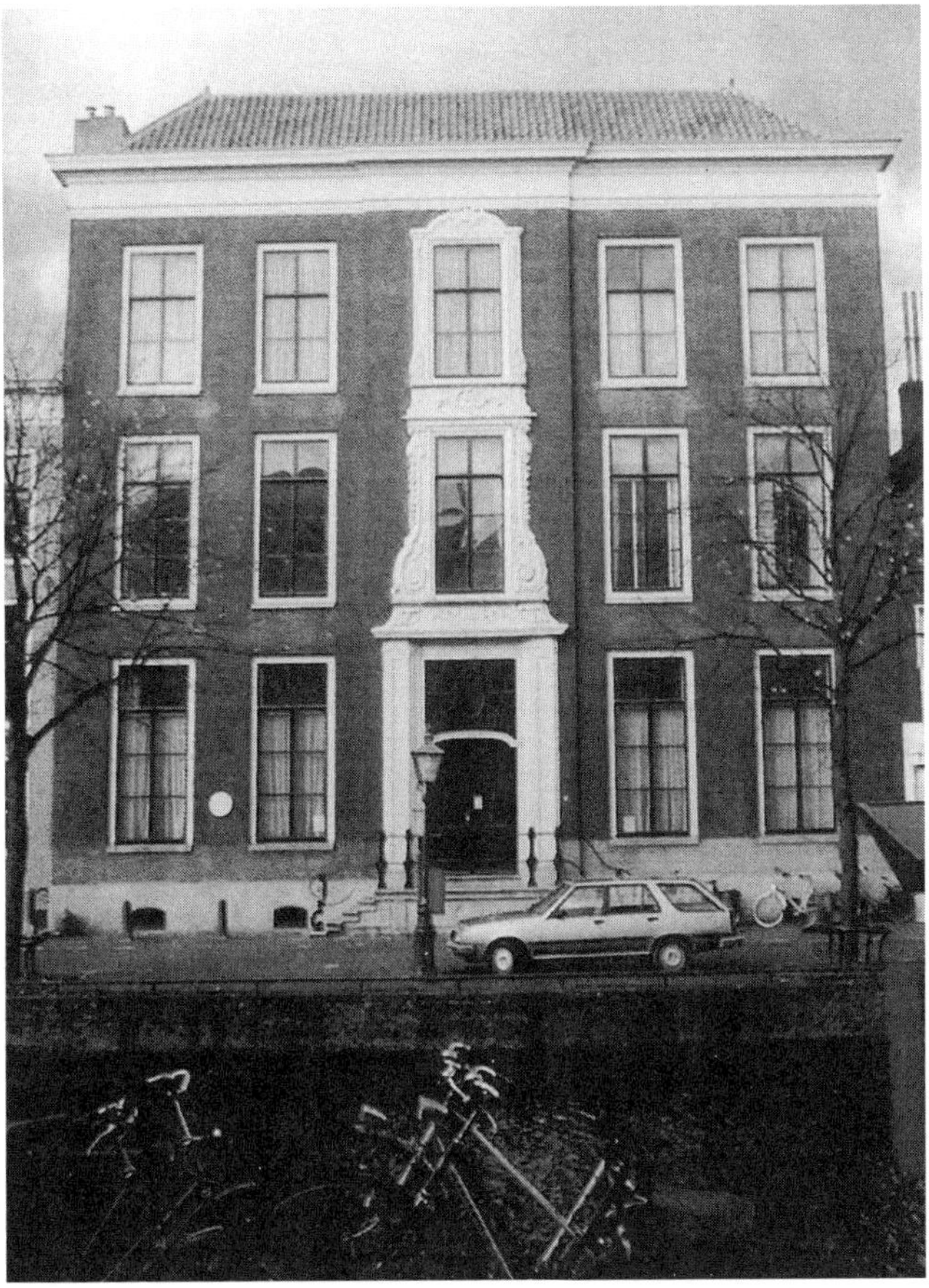

オランダ・ライデン市の運河沿いに建つ内部改造中のシーボルト・ハウス

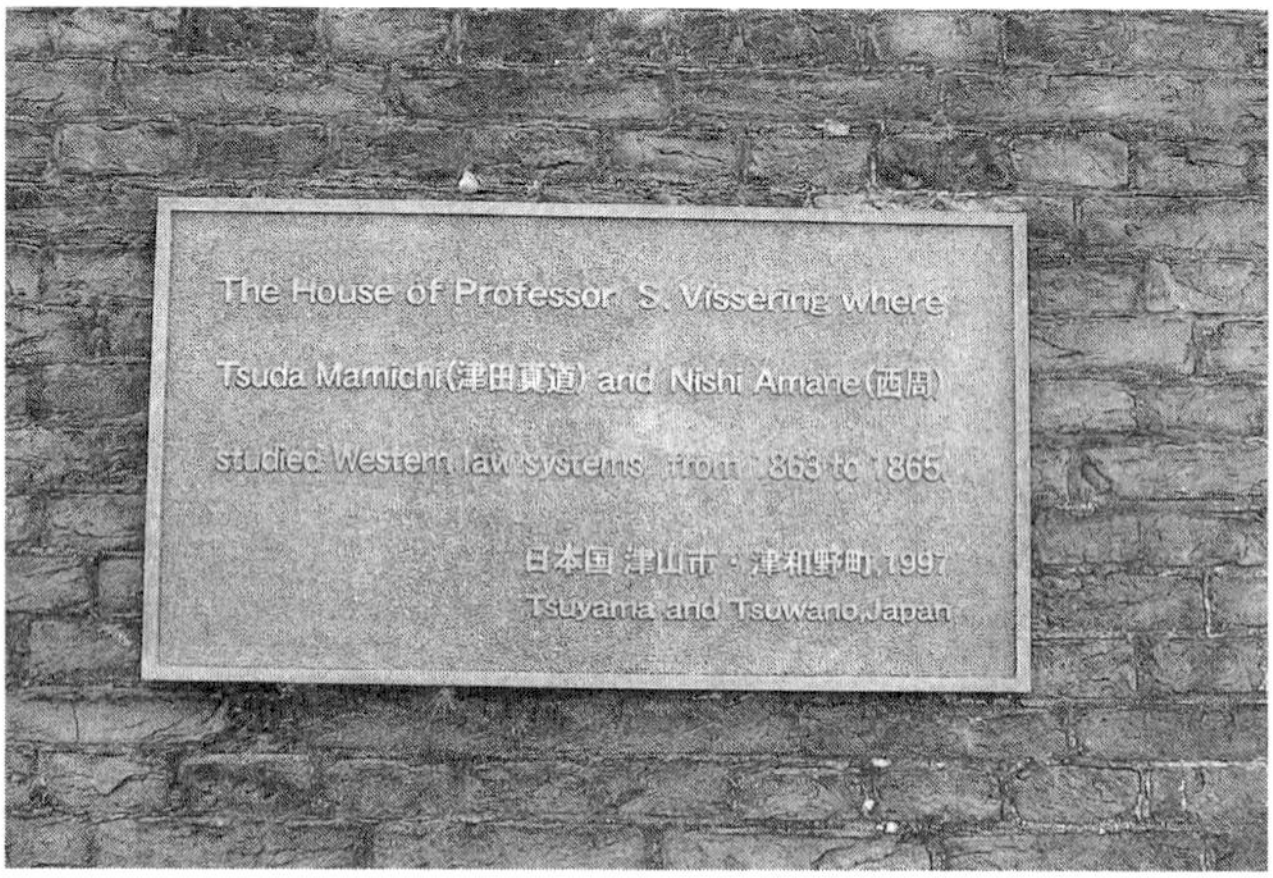
The House of Professor S. Vissering where
Tsuda Mamichi(津田真道) and Nishi Amane(西周)
studied Western law systems from 1863 to 1865
日本国 津山市・津和野町 1997
Tsuyama and Tsuwano,Japan
オランダ・ライデン市にあるフィッセリング教授邸跡の記念パネル

集した、十九世紀初期の日本の収集品が、常設展示されるという。運河対岸のフィッセリング教授邸跡に立っている家の壁には、岡山県津山の人たちの努力で、「一八六三年から六五年まで、津田と西が、此処でフィッセリング教授の教育を受けた」と書いた記念のパネルがはられている（写真）。

シーボルトは、一八六四年までここに居住し、その後ビュルツブルクに帰っている。シーボルト、津田、西の三人は、この運河の岸を、ライデン大学内の日本庭園を散策しながら、日本の現状、そして来るべきその姿などについて語り合ったのではないだろうか。時には、榎本武揚も加わったのかもしれない。

シーボルトが持ち帰った十九世紀初期の日本の風景、広範にわたる日本での収集物をみることはいうまでもないが、津田、西らの故事に思いをはせると、一段と興味深い。

諸藩藩士にも海外訪問の機会となった幕府欧米使節団の派遣

幕府は、万延元（一八六〇）年以後、修好通商条約の批准、横浜港の開港延期などで数次の使節団を、欧米に派遣している。この派遣は、派遣された幕臣にとってはもちろんであるが、同時に使節員の付人となって参加した諸藩の藩士へも欧米を知る貴重な機会であった。

第一次遣米使節団

安政五（一八五八）年に締結された修好通商条約批准書交換のため、万延元年、正、副使の新見豊前守、村垣淡路守、監察の小栗豊後守からなる幕府初めての外国派遣使節団をアメリカに派遣した。これには、長崎で海軍伝習に尽力した勝海舟、オランダ語に加えさらに英語を学んでいた福沢諭吉、幕府軍艦教授所の教授を務めていた中浜万次郎らが乗り込んだ威臨丸が随行し、日本人の力で太平洋を横断した。勝、福沢らはサンフランシスコを中心にアメリカ西岸を、米艦で渡米した正、副使一行らはワシントン、ニューヨークをも訪問、ともにアメリカ社会の実像をまじまじとみる機会を持ち、大きな衝撃を受けた。その後、正使らの一行は、大西洋を横断、喜望峰、インド洋を経由して、港という限られた窓を通してであったがヨーロッパ諸国の植民地と化したアジアの各地をみて帰国している。

この使節団の正、副使、監察などの付人となって、佐賀、熊本、土佐、金沢、仙台、盛岡など諸藩の武士たちも、参加している（尾佐竹猛『幕末遣外使節物語』）。福沢諭吉もその一人である。幕府の遣米使節派遣のこの機会に、みることはもちろん、聞くことも禁じられてきた西洋諸国を知る機会とばかり、諸藩もこれら藩士を送り込んだのである。佐賀藩などは、蘭学寮のリーダー小出千之助ほか藩医、西洋砲術の関係者など八名の藩士を送り込んだ。実は、津田真道、西周は、本来はこの使節団へ随行し、アメリカへ留学することを希望していた（大久保利謙『津田真道　研究と伝記』）。

第一次遣欧使節団

文久元（一八六一）年初めには、竹内下野守を正使とする遣欧使節団が派遣された。幕府の使節、その要員以外に、鹿児島藩の杉徳輔、金沢藩の佐野鼎ら幕臣以外の人材が、賄方、小使、雇人として加わっている。蕃書調所からは、通弁方として福地源一郎、太田源三郎ら、翻訳方として、当時洋学トリオと呼ばれた幕臣の箕作秋坪、福沢諭吉、そして鹿児島藩の、後に寺島宗則と名乗った松木弘安が指名されて参加している。この三人は、外遊中、日本の時勢を論じ、福沢は「とても幕府の一手持ちはむつかしい、まず諸大名を集めてドイツ連邦のようにしては」といい、これに松木も、箕作も「まあそんな事が穏やかだろう」と応えたということが『福翁自伝』に記載されている。

その後の遣外使節団

幕府の遣外使節団としては、さらに続いて、文久三年には池田筑後守を代表とする第一次遣仏使節が、慶応元（一八六五）年には柴田日向守を代表とする第二次遣仏使節団、慶応三年にはフランスの万国博覧会に徳川昭武の一行が、さらに第二次遣米使節団が派遣されている。

幕府の使節団一行は当然のことであるが、徳川封建体制の衣を固く身にまとって、ヨーロッパ各国を歩き回っている。福沢諭吉は、前述の、竹内下野守の遣欧使節団随行時の印象として、以下のように『福翁自伝』に書いている。すなわち、「日本は其時丸で鎖国の世の中で、外国に居ながら兎角外国人に遇うことを止めようとする。……（御目付役などが）一切の同行人を目ッ張子で見て居るので、なかなか外人に遇うことが六っかしい。……何でも有らん限りの物を見ようと許りしていると、それが役人連の目には面白くないと見え、……まあ何の事はない、日本を其のまま担いで来て、欧羅巴各国を巡回するようなもの……」。

諸藩からも留学生が渡航した

慶応二年に、幕府は海外渡航を解禁した。欧米各国は、留学生を受け入れるという呼びかけをただちに幕府に、さらに各藩に行っている。諸国は、日本政府がそれまでとってきた政策の中でもっとも積極的なものと評価した。彼らは、日本支配者側の「排外思想の没落」を意味し、日本が開放に向かう兆しであると受け止め、歓迎した。しかし、前述してきたように、その数年前から、各藩は西洋の知識、技術の導入の必要性を痛感して、あたかも競争するかのように、藩士を脱藩した密航者として、留学目的で米、英、仏各国に送り出していた。山口藩は、文久三年に五名の留学生を（**巻末註9：山口藩の密航留学生**）、鹿児島藩は、慶応元年に四名の視察員に加え十五名の留学生を（**巻末註10：鹿児島藩の密航**

留学生)、それぞれ独自に、密航の形でイギリスに送りだした。鹿児島藩の寺島宗則、五代友厚は、その機会にイギリス外務大臣クラレンドンと意見の交換をしたという。これらの留学生以外に、慶応二年の海外渡航許可が契機となっているが、意外に思えるほど多くの留学生が、幕末、諸藩からも欧米に出ている(**巻末註11**:その他の藩からの留学生および**巻末註12**:幕末海外留学生を表にまとめて)。もちろん、幕府の使節団員と西南雄藩の密航留学生が、ヨーロッパで行き会っている(**巻末註13**:海外での幕府使節団・留学生と諸藩留学生の鉢合わせ)。

◉幕間Ⅳ 海外への認識の変貌

前述したように、幕藩体制から、未成熟な状態ではあるが、天皇を中心に、立法、司法、行政の三権分立を建前とした中央集権制へと、明治初年に急速に、大幅な変化をした。二百六十年余継続され、その直前まで必死に維持しようとされた幕藩体制から、どうしてこのような急な変貌ができえたかと、疑問を持たれよう。

明治維新の医学を論じることを目的としている本書の中で、幕間としても、このような章に遭遇するのは、奇異なことだと思われる方もおられよう。しかし、著者は、従来からその背景にある政治の動き、社会の動きと無関係に、医学史を論ずることはできないと考えている。

この疑問への回答の一部を、前述してきたペリー来航以来の、蕃書調所をはじめとする幕府の諸対策にみることができよう。幕府自体が、余儀なくということもできるが、対西欧観を変換した。かたくなに、西欧を否定する幕臣が、諸藩の侍がなお大多数であったとしても、そして攘夷の風潮が色濃く世の中を漂っていたとしても、しみこむ水のように、対西欧観が変貌することを止めることはできなかったろう。

しかも、ペリー来航以前から、西欧諸国の国情、政治に関する情報は日本に流入していた。十九世紀初めから中国に渡った欧米プロテスタント宣教師たちは、もちろん伝道上の目的からであるが、欧米各国の実状を紹介する中国語での著作を、活発に行った（開国百年記念文化事業会編『鎖国時代日本人の海外知識』、吉田寅編「十九世紀中国・日本における海外事情摂取の諸資料──『聯邦志略』、『地理全志』、『大英国志』の資料的考察──」）。自国中国が地球の中心で、他の国は単に辺境の野蛮人のすみかであるという長年保ち続けてきた特異な中華思想を是正するために、彼らは中国人に欧米諸国の実態をまず認識させようとした。

一八二八年中国に入国したアメリカ人宣教師ブリッジメンは、アメリカの地理および建国からの歴史、政治の諸事情を紹介した『美理可合衆国志略』を一八三七年に、中国語で刊行している。清末の学者魏源は、本書をもとに五十巻もの『海国図志』を編纂し、一八四二年刊行した。本書は、中国人を対象とし、当時の世界情勢を紹介したものである。ブリッジメンは、一八四七年改訂刊行したアメリカ史に、アメリカの地図を加えるなどさらに手を入れ、一八六一年には『聯邦志略』として刊行している。

また一八四七年中国に入国したイギリス人宣教師ミュアーヘッドは、一八五三年に中国人教師の助けを借りながら『地理全志』を漢文で刊行した。その前半に、五大州を包括して記述している。その中で、日本については、アジア州の中の東洋群島の部分で述べられている。鎖国状態にあること、日本人漂流民が帰国すると死罪に処せられること、遭難外国船への援助は国法で拒否されること、この事態打開のため近くアメリカ軍船が派遣されることなども述べられている。彼はまた、一八五六年には、『大英国志』を刊行している。これらは、中国知識人にとっては、海外事情、近代地理学を学習する手頃な参考書となった。このほか、自然科学の紹介、キリスト教関連の多数の著作もなされている。

これらの漢書は、長崎の中国貿易を介して、ペリー来航以前に、わが国に輸入されていた。漢文の素養のある先進的な武士たちが、これらに目を通していた。「安政の大獄」で刑死させられた橋本左内は、『地理全志』を読了して、蒸気船の来航に象徴される欧米の近代科学の卓越性が、西高東低の世界情勢を作り出していると読後感を残している。極めて当を得た判断である。吉田松陰、佐久間象山、横井小楠などの対外国観の背景には、これらの漢書があった。

ペリー来航後、幕府の中の心ある人物たちは、積極的にこれらの図書の普及を図っている。嘉永七（一八五四）年、当時幕府の海防掛であった川路聖謨は、箕作阮甫などに要請して訓点をつけさせ、魏源著の『海国図志』を翻刻させた。箕作阮甫はさらに、キリスト教関係の部分は除いて、文久元（一八六一）年にブリッジメン著の『聯邦志略』を翻刻している。

また、ハリスとの交渉の任に当たった岩瀬肥後守忠震は、幕府の役人だけにとどまらず知識人の多くに海外事情を理解させることを目的に、ミュアーヘッド著の『地理全志』を翻刻させている。

幕府のみでなく、雄藩内でもその努力がなされている。文久元年、山口藩青木周弼らは藩命で『大英国志』を翻刻している。なお、周弼が中心となり江戸の藩邸内で、手塚律蔵、村田蔵六らと長門温知会と呼ぶ蘭書読書会を開催している。

文久二年幕府の御用船千歳丸で、幕府役人の付人となって上海を訪れる機会を持った山口藩の高杉晋作、鹿児島藩の五代友厚、佐賀藩の中牟田倉之助は、数カ月にわたり上海の実態を探訪するとともに、これら漢書を購入して帰った。また、高杉晋作は、『地理全志』『大英国志』の著者の宣教師ミュアーヘッドをたびたび訪問したことも記録されている。

元治元（一八六四）年密出国した新島襄は、『聯邦志略』を読破して、渡航前にアメリカの実態をすでに理解していたという。「五箇条の誓文」を起草した福井藩の由利、土佐藩の福岡、最終的に手を入れた山口藩の木戸らも、もちろんこれらの図書に目を通している。

蘭方医、蘭学者による輸入蘭書を通じての、世界事情、各国政治形態の紹介は、むしろなされていなかったといえるように思う。蘭書の検閲、翻訳の許可制などの禁制に、蘭学者は従順であったのではないだろうか。伊藤玄朴は、多彩な蘭書を購入しているが、政治に関係している洋書は、門人たちの目に触れないように厳重にしまい込んだという（伊東栄『伊藤玄朴伝』）。渡辺崋山、高野長英がまきこまれた、「蛮社の獄」の影響も、蘭学者の胸に深く刻み込まれていたのであろう。ペリー来航後も、この傾向は続いた。開成所教員である加藤弘之は、文久元年、『隣草』と題する書を著し、西洋の政府、議会制度などを紹介しようとした。『隣草』と題したのは、幕府をはばかって、中国の政治と西洋のそれとを比べるという手法をとったためである。それでも、このように政治を論ずることは許されないと、友人に忠告され、刊行を中止している。なお、この本は、維新になって『立憲政体略』として、日の目を見ている。

福沢諭吉は、攘夷武士の襲撃を恐れ声を大きくして発表することは控えたといってはいるが、活発に執筆活動をした。彼は、幕府使節団に随行してアメリカ、ついでヨーロッパを訪ね、欧米の文明に接しての感想を、『西洋事情』として慶応二年に刊行している。本書は十五万部余も売れ、海賊版もふくめると二十五万部に達したとされている。当時の知識階級である武士とほとんど同じ数である。このことから考えても、前述したブリッジメンの『聯邦志略』、魏源の『海国図志』、ミュアーヘッドの『大英国志』なども、予測外に広く読まれていたであろう。

大名、武士だけではない。文久三年の政変で長州に落ちた三条実美ら公卿も、京都からの追放の間に福沢の『西洋事情』、前述のイギリス人宣教師の著書を読み、西欧の実情に目覚め、開国の必要性を認識するに至っている。東久世道禧は自身で、三条は家臣尾崎三良を派遣して、長崎でアメリカ公使などと意見の交換をしている（尾崎三良『尾崎三良自叙略伝』）。

安政の和親条約とともに渡来した各国公使館員たちの、幕府要員、西南雄藩との接触も、さらに強力な政治的改革への動因となったことであろう。イギリス公使館員アーネスト・サトウが無記名で、和親条約を批判して横浜英字新聞に投稿した原稿は、日本語に翻訳され、あたかもイギリスの対日本政策として各雄藩に受け取られた（萩原延壽『英国策論』）。

慶応三（一八六七）年、長崎に幕府の英学校と併設された佐賀藩の語学校では、優秀な弟子であった大隈重信、副島種臣は、アメリカ憲法までフルベッキについて学んだといわれている。

イギリス公使館員サトウは、「近頃、日本で種々な憲法草案が発表されている。その英訳をしているが、最近の草案はいちじるしくアメリカ憲法の匂いがする。これは多分、フルベッキの弟子の大隈氏や副島氏の手になったものであろう」と、彼の明治初年の日記に記述している（杉本勲篇『近代西洋文明との出会い—黎明期の西南雄藩—』、大橋・平野『明治維新とあるお雇い外国人・フルベッキの生涯』）。

わが国に、公に政治学を導入したのは、文久二年オランダ、ライデン大学に幕府から派遣されて、フィッセリング教授について学んだ津田真道、西周である。彼らの政治学は、徳川慶喜の幕末の政治には役だったかもしれないが、新政府には直接的には貢献しえなかった。

攘夷、暗殺の血なまぐさい時代とみられがちな幕末は、このようにみてくると、極めて急激な欧化が政治的に、外交的に、学問的にわが国で潜行していた時代であったのである。これらのエピソードをピックアップしてみれば、明治新政府は、全く青写真なしの新国家というものでもなかったといえよう。

西洋医学の公認

これらの変化に同調していたといえると思うが、この時点で、医学にも、それまでは考えることもできなかった、大きな変化が起きている。それは安政四（一八五七）年の二つの出来事である。

その一つは、あらかじめ幕府からの依頼があったと思われるが、安政四年第二次海軍伝習のために来日したカッテンデーケ海軍大尉とともに海軍軍医ポンペが医学伝習を長崎で実施すべく渡来したことである。ポンペのもともとの目的は、幕府医師を海軍軍医に教育することにあったようである。第二次海軍伝習に加わった幕府奥医師松本良順の補佐の下に、諸藩の藩医が加わった。しかし、日本人医師の医学基礎知識の欠如から、ポンペと良順の計画のもとに、初めての幕府直轄の西洋医学校が長崎奉行所内に開設された。初めは、良順の弟子として加わる形であったが、諸藩の医師にも開放された。その名声が広がるとともに、全国から生徒が集まった。その一例であるが、東京大学内科学第二講座初代教授、入沢達吉の父親恭平は、越後の新発田の出身であるが、留学していた江戸から参加している。

その教育内容は、著者の先著を参照していただきたいが、当時としては、極めて近代的な西洋医学の教育を志向したものであった。従来の日本の医学教育とは全く異なり、物理学、化学、人体解剖学、生理学から始まり、内科、外科、眼科学、病理学、薬理学、法医学、医事法制まで含めようとした。言葉のバリアーは小さくなく、意思の疎通の面でも、両者の間で絶大な努力がなされた。この間に、ポンペは、自身が執刀したが、人体解剖を行い、熱心に学生に供覧した。攘夷の風潮のある中で、容易なことではなかった。さらに、幕府と難しい交渉を行い、西洋式病院である長崎養生所を開院させた。開院後、帰国までの一年間に、九百三十名を超す患者を入院させ、学生に臨床教育まで行った。ポンペは五年にわたり、一人で、これらの教育をやり遂げたのである。そして、文久二（一八六二）年、帰国に際しては、前述したように、伊東玄伯、林研海の二名のわが国で初めての医学留学生をオランダに連れ帰っている。

ポンペが築いた洋式医学教育は、同じくオランダ軍医学校の出である後継者ボードウイン、マンスフェルトにより維新まで持続された。ポンペの指導を受けた代表的な医師としては、終始ポンペと行動をともにした松本良順、時間的には限られたがその洋式外科技能を高く評価された佐藤尚中、前述した関寛斎、戸塚文海、佐々木東洋、長与専斎などをあげることができる。松本良順は、ポンペの講義を『朋百医学七科書』として四十五巻にまとめ、後輩の参考に供した。ボードウインは慶応二（一八六六）年一時帰国したが、前述したように、その時緒方維準、松本銈太郎をオランダに伴った。伊東玄伯、林研海に継ぐ幕府の第二次医学留学生である。ボードウインは、当時薄れていたオランダの日本への影響力を立てなおそうとしたのか、江戸に幕府直轄の外国人教師が教える医学校の設立を幕府に申し出ている。その企画が認められ、病院備品、医学書の購入のため、一時オランダに帰り、慶応三年再度日本に渡来している。長与専斎は、ポンペの教育を受けた後再度長崎に留学、ボードウイン、マンスフェルトに師事し、マンスフェルトとともに明治維新を迎えている。長与同様、この三人について医学を習った医師としては、わが国初の女性産婦人科医であるシーボルトの娘、「おいね」がいる。後に初代の日本赤十字病院院長を務めた、左内の弟、橋本綱常、山口の青木周蔵とともに慶応四年早期にドイツ留学をした高知の萩原三圭などはボードウイン、マンスフェルトの弟子である。青木周蔵は、長崎時代のマンスフェルトの弟子である。

安政四年の医学上の出来事の二つ目は、前述もしたが、江戸に種痘所を設立することが許可されたことである。同年五月、当時江戸で活躍していた伊東玄朴、箕作阮甫、戸塚静海ら蘭方医八十余名が拠金し、開明派の幕臣川路聖謨拝領の神田お玉が池の屋敷の一部に、種痘所を開設した。京都、大坂、福井などの種痘所に遅れること十年目である。それまで、幕府公認の漢方医学に抑圧されてきた江戸の蘭方医が、拠金運動をして、種痘所創立に成功したのである。京都、大坂、福井と、全国的に認められてきた疱瘡に対する牛痘接種の卓絶した効果で、幕府も江戸市内での種痘実施を承認せざるをえなくなったともいえよう。しかし、安政二年以来の蕃書調所、洋式海軍伝習の開始、外国人による英学塾発足などの、一連の洋学導入をすすめる幕府の政策が、後押ししたことも事実であろう。漢方医学を奉ずる医師に対抗するための、蘭方医初めての団結の動きである。江戸の西洋医学教育の中心機関として、学生をとり、医学教育も始めた。

安政五年には、第十三代将軍家定の重病を契機に、蘭方医学は初めて幕府に公認され、伊東玄朴、戸塚静海ら五名が奥医師に任命された。万延元（一八六〇）年には、種痘所も幕府直轄の西洋医学校として認められ、大槻俊斎が初代頭取に任命された。蕃書調所の発足、内容の充実に、歩調を合わせたものであろう。種痘所は、文久元（一八六〇）年西洋医学所、ついで医学所に組織換えされた。以後、維新まで江戸と長崎に、それぞれ幕府直轄の西洋医学校が併存したのである。東京大学医学部は、安政四年、お玉が池の種痘所設立をもってその起源としている。

大槻俊斎の急な病死で、幕命により医学所二代目頭取として、文久二年、大坂から適塾の緒方洪庵が迎えられた。しかし、洪庵は着任の翌年、文久三年に急死している。三代目頭取に松本良順が就任している。

慶応元年当時、医学所教授としては松本良順が内科学を教え、緒方洪庵の弟子の石井信義（謙道）が病理学を、江戸で蘭学塾を主宰していた坪井芳洲（為春）が薬剤学、長崎でシーボルトの教えを受けた小玉順蔵の弟子で、適塾にも学んだ島村鼎甫が生理学を、同じく適塾に学んだ桐原玄海（真節）が解剖学を担当していた。助教授としては、緒方洪庵の弟子の足立寛（藤三郎）がオランダ語と理化学、同じく田代一徳（基徳）がオランダ語と数学を担当していた。

明治中期から三十年代に、多く医師を送り出した私学済生学舎の主催者長谷川泰、後に陸軍軍医総監として日本の医療行政にも大きな役割を果たした、前述した石黒忠悳が、下級教師（句読師）として加わっていた。長谷川は石黒と同郷の新潟、長岡の出身者で、佐倉順天堂で学んだ。石黒は、前述したように幕府医学所で医学を学んだ。なお東京大学医学部解剖学教室初代の教授、小金井良精は、長谷川、石黒の長岡の後輩である。

学生としては、前述した渡辺洪基、西洋医学所で緒方洪庵および松本良順の門下生で、マンスフェルト時代の長崎精得館にも留学した前述の池田謙斎、後に初代の東京大学医学部生理学教授になった大沢謙二、後に医事新報の主催者となった太田雄寧など約三十名の学生がいた。

教員を務めていた緒方の門弟たちは、輪講を主とする従来の適塾方式の教育法の存続に固執した。松本はポンペの教育法に準拠し、基礎科学を根底において、ポンペの流れを引き継ぐ西洋医学の教育法に一変させようとした。洪庵の門下生と松本の間には、かなり厳しい諍いがあった。良順のもくろんだ医学所改革は、維新を迎え途中で終わる結果になったが、彼は日本人による西洋医学教育の開祖といえる。

石黒によると、当時の教科書としては、ハンデンブルグの理学、ワグネルの化学、ボックの解剖学および解剖図、コステルの生理学、ウレ・ワグネル合著の病理学、ウンテルリヒの内科学、ストロマイエルの外科学など、多くはドイツの原書をオランダ語訳したものが評価され、使われていた。辞書としては、ポムホフの英仏独蘭四国辞書、カラーメルの術語辞書などが珍重されていた。大沢が述べているが、学生は新しく輸入された医学書をだれよりも先に読み、新知見を同級生に紹介することを誇っていたという。英学が中心となり出していた蕃書調所とは対照的に、なおオランダ語が中心であった。

官軍への江戸城明け渡しとともに、前述したように松本良順は、渡辺洪基、太田雄寧ら若干の学生とともに幕府の恩義に報いるとして江戸を脱出、会津若松の松平容保の軍に加わった。他の教官たちは行動をともにすることもなく、時勢の動きを見守った。長谷川泰は、郷里の佐幕派長岡藩家老河井継之助の抜擢で、長岡藩医となり北越戊辰戦争に加わっている。大沢謙二、石黒忠悳らは、他の同僚とともにそれぞれの生国に一時待避すべく江戸を離れた。最後まで、医学所に残った学生もいた（大沢謙二『燈影蟲語』、石黒忠悳『懐旧九十年』）。

開成所内の諸部門での活動性に比べると、医学所からは、新しい医学書の翻訳、刊行などの業績はみられない。ポンペの流れを汲む松本良順と、緒方洪庵の弟子たちの争いが目立ち、ポンペ以降新たな進展がみられていない印象がある。

当時の蘭方医、蘭学者は、幕末の政治的変動に無関心だったのか？

維新を推し進めた西南雄藩の藩主およびそのリーダーたちは、時代の推移を熟視し、自藩の充実のために、多面的な努力を長年にわたり積み重ねてきた。藩として、独自に、西欧科学技術の導入に大きな努力をした。幕府海外使節団員の付人として有能な藩士を、脱藩藩士として密航留学生を、海外に送り出した。さらに、国内にあって、イギリスなどの外国公使館員との接触の機会を頻回に作り出し、西欧諸国の政治のあり方などについて、情報の収集を図った。また、米英人宣教師が、中国語で刊行した欧米諸国の紹介書を手に入れ、欧米社会、政治の実態の理解に努めた。彼らは、尊皇、攘夷、倒幕の激動の時代にあって、維新当初の急激な政治の変化を創成しうる素地を、十分とはいえないとしても、積極的に準備していた。

一方、蘭方医、蘭学者は、前述の大藩藩主の依頼にもよるが、十九世紀前半で欧米文化のわが国への導入に大きな役割を果たした。しかし、彼らは、この新しい時代に向かっての幕末の変貌に対して、どのような態度をとっていたのであろう。長年の漢方医学、儒学からの抑圧から解放され、やっと幕府に公認された、幕府に登用された、そして、社会的にも安定したという意識で、ほっとしたのは事実であろう。しかし、西南雄藩のリーダーたちなどに比べると、尊皇、倒幕などの問題は、彼らの主要な関心事ではなかったのでないかと思える。時の最高の蘭学者、蘭学指導者として認められていた緒方洪庵は、文久二（一八六二）年に江戸に呼ばれ、幕府奥医師、医学所第二代目頭取に就任する前に、以下のような手紙を息子に送っている（緒方富雄『緒方洪庵伝』）。「……この節御辞退申上候ては、身の為め不宜との事に付、不得已台命に奉随旨御請いたし申候。実は先祖への孝と相成り、子孫の栄とも相成り、身にとっては冥加至極難有事には候へども、病弱の体質……、世に謂う有難迷惑……」としている。そして、「乍併道の為、子孫の為、討死の覚悟である」と書き結んでいる。文久二年という、激動の時期への移行の時点にあって、その変革の対象と目されている幕府に登用され、彼は世の動きに対しての見解は述べてはいない。いや進行中の変革の行く末がどのようになるかの見通しも持っていなかったようにみえる。

洪庵が推薦したのであろう（中山沃『岡山の医学』）、洪庵の多くの弟子も、幕府洋学所、医学所の教授、教授手伝に、喜んで迎えられているようにみえる。幕府奥医師に就任した、伊東、戸塚らの江戸下町の蘭方開業医たちも、ほぼ同じ心情であったろう。

安政六（一八五九）年、洪庵の弟子長与専斎は、適塾の教育を修了し、江戸に出て、蘭方医学者に臨床を習いたいと希望した。この時、洪庵は長崎のポンペの医学教育に注目し、「是こそ我が蘭学一変の時機到来して千載の一時とも謂ふべき機会なれ」といってオランダ人に直接教えを請うこと、ヨーロッパの医学教育を直接受けることを勧めている。この点では、洪庵も、自己の従来の蘭学から飛躍すべき事を認めたといえよう。専斎も、長崎でのポンペの講義を一生懸命に聞いて、その新鮮さに感動したことを、彼の自伝「松香私志」に書き残している。しかし、洪庵は幕府医学校に、適塾の教育方針を持ち込み、特に新しい医学教育を取り込もうとした様子はない。恩師ポンペの長崎での系統的医学教育を江戸の医学校に取り込もうとした第三代頭取松本良順に対して、医学所教員に登用されていた洪庵の弟子たちは、適塾の教授法に固執し、頑強に抵抗すらしている。

鎖国という長く続いた迷妄から脱し、欧米勢力の圧迫に抵抗すべく、幕府は全力を挙げて、西欧の文化、新技術の導入を図った。このような時代に、当時もっとも開明的であった蘭方医、蘭学者たちの動きは、とても積極的といえるものではなかった。モリソン号事件の高野長英、渡辺崋山のように、幕府の政策を批判した蘭学者、開明家は、幕末、幕府に登用された蘭学者の中にはいなかった。在野の蘭学者、蘭方医にも、このような人物をみることはできない。政治の分野における改革はもちろん、自分たちの領域の西洋医学をどのように展開していこうなどの先見的見解を持ち合わせていなかったのではないだろうか。福沢諭吉は、三度、幕府使節団に加わり、欧米事情の紹介に努めた。しかし、彼は、攘夷武士の襲撃をおそれてといっているが、幕末、いや維新になっても、政治に関しては口をつぐんでいる。『福翁自伝』では、「只職人の積りで居るのだから、政治の考えと云うものは少しもない」と言い切っている。はっきりと自分の意思を表明している点で、福沢は、政治的に積極的に発言した唯一の蘭学者といえるのかもしれない。

同じく緒方洪庵の弟子である大村益次郎は、新政府軍の中にあって、大いに活躍したのは事実である。しかし、蘭学を背景に新政府の中で政治的にその能力を発揮したというより、西洋兵学書に精通した技術者、いや福沢のいう職人として、能力が評価されたものである。

6 維新の西洋医学：官立医学校、東校の立ち上げからドイツ医学教育開始まで

基本的には、維新後の新しい国家のための人材養成を目的として、法学、政治学、工学、鉱学の諸学科を立ち上げるべく、政府は幕府から開成所を接収した。そして、大学南校、次いで南校と改名しているが、その開設を急いだ。しかし、これら近代的諸学科をどのように教育していくべきかについては、その歴史もなく、ノウハウは持ち合わせていなかった。いくつもの私塾蘭学塾で、究理学、化学などの教育はなされていた。また、幕末の官立学校ともいえる開成所で、安政二（一八五五）年前後からであるが、近代科学の教育が始まった。しかし、いずれの場合も、句読師による指導、独習、輪講と、従来の漢学を含めた伝統的教育法が頑なに守られ、これら諸学科での、近代的カリキュラムは十分に理解されていなかった。

これに対し医学教育にあっては、安政四年から五年間にわたっての、ポンペによる、長崎での、オランダ陸軍医学校のカリキュラムを導入した、西洋式医学教育の経験があった。さらに、同じくユトレヒト陸軍医学校を終えたボードウイン、マンスフェルトが幕末まで、ポンペと同じとはいえないとしても、

洋式の医学教育を引き継いだ。ポンペの直弟子ともいえる松本良順が、ポンペ方式の医学教育を幕末、幕府の医学所に導入した。この長崎、江戸の両医学校に、各藩から、その程度はまちまちであったが、すでに蘭学を身につけていた医学伝習生が参加した。また、長崎でポンペにその外科技術を高く評価された佐藤尚中も、長崎留学後、ポンペの医学教育方式を佐倉順天堂に取り入れ、塾生を教育した。この歴史を持っていたから、イギリス医学か、ドイツ医学かの問題は新たに起きたが、幕府から接収した医学校、後の東校の医学教育の近代化は比較的混乱も少なく、受け入れられたということができよう。この医学教育のカリキュラムは、南校の一般教育、理科系教育にも大いに参考にされたであろう。長崎での、そして幕府医学校での経験がなかったら、東校のカリキュラムも、南校同様混乱したにちがいない。

なお、幕府開成所が大学南校、次いで南校、医学校が大学東校、同じく東校と呼ばれるようになったのは、新政府が大学として文教の中心に据えようとしたお茶の水の昌平坂学問所に対し開成所が南に、医学所が東に位置していたからである。

オランダからイギリスに傾斜した維新当初の医学

前述したように、慶応四（一八六八）年六月新政府は、幕府の昌平坂学問所、開成所とともに医学所を接収、鹿児島藩藩医前田信輔に、医学所、医学館、御薬園の管理の、御用取締役を命じた。幕府医学所の教授であった坪井芳洲が医学所助教を、同助教であった田代一徳が医学助教試補を命じられた。八月、旧幕府の漢方医学の中心であった医学館を種痘所に組織替えし、小石川養生所および白山・九段・番町・駒込などの薬園とともに医学校の所管に組み込んだ。従来から、幕府の主流であった漢方医学に代えて、西洋医学を公認するとした新政府の意志の一つの表れである。

続出する東征軍将兵の傷病者治療のため、前述した京都での官軍病院設立についで、慶応四年四月、横浜、野毛山に軍病院がもうけられた。ここでも、京都で活躍したウィリスが帰り、さらに日本へ赴任直後のもう一人のイギリス公使館医シッドールが、日本人医師を指導して官軍戦傷者を治療したことは先に述べた。この軍病院は、七月には江戸の神田和泉町の旧津藩藤堂邸に移され、近くの御徒町にある医学所をこれに含め、大病院と命名された。八月ウィリスが再び要請されて北越・会津戊辰戦争に参加したこともあり、英医シッドールを横浜から招いて、日本人医師の指導と戦傷者の治療を依頼した。『東京大学医学部百年史』に、横浜軍病院および江戸の大病院でのシッドール診療の様子を窺うことができる。

十月には、会津も陥落し、医学校、大病院を充実させる動きが始まっている。鹿児島藩医前田に代え、天皇に伴って東京に下向してきた典薬寮医師、玄蕃少允緒方惟準を大病院取締に、横浜で官軍傷兵の治療にウィリス、シッドールとあたった鹿児島藩医石神良策を取締補に任じている。

十二月には昌平坂学問所、開成所、医学所からなる旧幕府の高等教育施設を中央政府の一部局とし、前述したように土佐藩主山内容堂を知学事、高鍋藩主弟秋月種樹を副知学事に指名した。

この時点で、前述したわが国では初めての「医業取締と医学奨励」の布達がでている。また、医学校では、以下の教員人事が発令されている。

二等教授　坪井芳洲、島村鼎甫、石井謙道、司馬凌海、緒方維準

三等教授　田代一徳、桐原真節、足立藤三郎、松永東海

試補　相良元貞、長谷川泰一郎（泰）他四名

旧幕府医学所の教員が主体で、その多くは緒方洪庵の弟子であることは前にも触れた。相良、長谷川は佐倉順天堂の出である。司馬は、新潟、佐渡の出身で、語学の天才といわれる人物である。松本良順に従い長崎におもむき、ポンペのオランダ語での講義を日本人医学生に伝達する上で活躍した。

明治二年正月、北越・会津戊辰戦争から帰還した英医ウィリスを、鹿児島藩首脳部の推薦で、大病院院長兼医学教師として雇い入れた。このため、ウィリスはイギリス公使館員の地位を離れて、大病院に赴任している。先に雇用されていた英医シッドールは、イギリス公使館に帰った。

また、佐賀藩士相良知安および福井藩士岩佐純が、医学取調御用掛に任ぜられ、二月に京都から東京に赴任している。相良は、文久元（一八六一）年佐倉順天堂に遊学し、翌年には塾頭も務め、続いて長崎でボードウインにも教えを受けている。岩佐は、相良より前から佐倉に学び、次いで長崎でポンペに、元治元（一八六四）年に再度長崎におもむき、ボードウインについている。もともとは、岩佐は御所の侍医に推薦されたが、侍医にはほかにも人材があり、今は西洋医学教育を充実すべき時であるとして、

同僚相良とこの掛への推薦を望んだという。

同二月、下谷御徒町にあった医学所を神田和泉町の旧藤堂邸に移し、そこにあった大病院と合併し、医学校兼病院とした。

幕末、幕府医学所の学生であった大沢謙二は、維新の混乱を避けて、慶応四年一月江戸を離れ、故郷遠州に帰っていた。医学校再開のため、新政府に教員として呼び出された義兄足立藤三郎と一緒に、医学所に復帰したのは明治二（一八六九）年二月初めである。当時の学生として名前を知りえたのは、佐倉順天堂から長崎に留学、江戸に帰った池田謙斎、佐々木東洋、長崎から帰った徳島藩医長井長義、幕府医学所に直接入学した石黒忠悳、田口和美、大沢謙二、片山国棟、樫村清徳などである（大沢謙二『燈影蟲語』）。明治三年秋の、東校植物園でのボードウイン送別会に、また明治四年着任したドイツ人医師ミュレルの記録に、五十―六十名の医学生が存在しているから、明治二年はじめ、貢進生を含めた医学生が追加募集されていたのであろう。

医学校兼病院は、江戸に医学校を設立すべくボードウインがヨーロッパから買い揃えてきた鉄製ベッドなど当時のハイカラな備品で整備された。シッドールは、彼の在任中にヨーロッパ式の病院の運営、患者の療養指導、看護婦制度の導入、漢方薬に代えイギリス、オランダからの薬剤の導入など、病院の改革に努めた。しかし、多数の患者を寝泊まりさせるようにはできていない大名屋敷を病院に転用したのであるから、医学校兼病院の現実は厳しいものであった。患者は、洋式の病院用ベッドの使用になれていなく、汚染がひどかった。患者の汚物の処理、排水のシステムに極めて多くの問題があった。解剖の施行は容易ではなく、実験室などはもちろんなかった（J・Z・バワース『日本における西洋医学の先駆者たち』）。

院長兼医学教師に就任したウィリスが教えた教科は、薬物学と内科、外科に限定せざるをえなかった。残されている彼の講義録によると、胃炎の病理、病態生理、消化不良の原因、食道狭窄などについて記述されているとのことである。気管切開術も供覧している。彼が行ったベッドサイドでの教育は、特に高く評価されている。『東京大学医学部百年史』には、ウィリスは「市井の病人を診察し、また講義をして生徒を教え、クロロホルム麻酔法、四肢切断術などを施して日本の外科の発達を促した。石黒忠悳、池田謙斎、佐々木東洋、高橋正純、岩佐純らがその時教えをうけている」という記述がある。

語学の天才といわれた前述した司馬凌海が、通訳の役割を果たした。ウィリスも、自分の日本語で最善を尽くして講義をしたと彼のイギリスへの手紙に書いている。ウィリスは日本に赴任直後、日本人の個人教師を雇い、日本語を勉強している。幕府開成所での幕末の英語熱については前述した。しかし、当時の医学生も英語を習っていたとは聞かない。ウィリスの講義も、容易なものではなかったであろう。

ウィリスだけでなく、日本人教師も学生への講義を担当した。島村は生理を、坪井は薬物を、桐原は解剖の講義をした。しかし、日本人教師の講義は、適塾の流れをくみ、輪講に主眼をおき、松本良順が頭取就任以前の幕府医学校のそれと大差はなかったとのことである（石黒忠悳『懐旧九十年』）。大沢謙二も、自伝『燈影蟲語』の中で、「其の時分の講義のやり方は、御維新前と大抵同じで別に変わりはなかった。新しい書物が来ると、我先にそれを読んで、人前で喋々と説き立てたものであった」と述べている。

維新当初、オランダ医学よりもイギリス医学が、すでに日本医学の中心となったムードがあったといわれている。しかし、前述の医学校日本人教師たちは、すべてオランダ語で西洋医学を学習した者たちである。当時も、長崎では、オランダ人教師マンスフェルドによる医学教育が行われていた。大阪にも、緒方維準、オランダから再渡来してきたボードウインが中心となった医学教育再開の動きがあった。このような実状の中で、わが国の医学にイギリス医学を取り入れようというムードが生まれたのは、前述した京都、横浜、東京そしてさらに北越、会津でのウィリス、横浜、東京でのシッドールの、維新当初の活躍が、新政府に高く評価されたことが大きな理由であろう。

もっとも、幕末から医学以外の分野では、世界に広く通用するものとして、オランダ語、蘭学に代わり英語、英学への関心、評価が高まっていたのは前述してきたとおりである。幕府開成所の英語、英学に対する対応、各藩からの少なからざる藩士たちの、英・米への留学も、そのような背景があったからである。しかし、ともかく、イギリス医学が評価されだしたのは、まさに維新に入ってからのことである。ウィリスの活躍を評価して、天皇が見事な金襴七本を贈ったことも、このムードを高める上で一役買っていよう。このように天皇が謝意を表した外国人は、ウィリスが初めてである。

このムードに乗ってというのは言い過ぎかもしれないが、イギリス公使パークスとウィリス、シッドールの二人の医師は、オランダ医学に代えて日本にイギリス医学を導入させようと意図していたことは十分に考えられる。幕末の日英交渉に大きな活躍をしたイギリス公使館員アーネスト・サトウの記録としても、彼が医学校兼病院頭取補の石神に緊密に接触している。

もっとも、ウィリスの活躍が表面に出てくる以前の幕末に、限られた日本人医師であるが、すでにアメリカ人医師について、西洋医学の研修を始めている。その一人は、文久三（一八六三）年に引退して佐倉順天堂を養子尚中に譲り、横浜に移り住んだ佐藤泰然である。彼は、川崎から横浜に移って医院を開業していたヘボンに、また当時横浜にいたアメリカ人医師とも交際し、彼の医学をさらに深めている。おそらく泰然の紹介であろうが、養子尚中の娘婿になる三宅秀もヘボンの下での医学の研修を希望した。しかし、ヘボンはより新しい医学を学ぶべきだとして、当時横浜で開業していたアメリカ人医師ウェッダーに、三宅を紹介している。三宅によると、ウェッダーは、かつて仏、独にも留学し、仏、独の医書を手元に日々の診療をやっていたという。三宅は、ウェッダーから、かなりのレベルまでの医学教育を受けることができたという。ウェッダーは、また、アメリカ海軍軍医として、元治元（一八六四）年、英、仏、蘭、アメリカの四国連合艦隊の下関攻撃に参加している（三宅秀「三宅秀回顧談」日本医史学雑誌十六巻三号六十八頁）。なお、三宅秀の娘は、東京大学医学部内科第一講座の二代目教授三浦謹之助の夫人である。その息子である三浦義彰（千葉大学医学部名誉教授）によると、ウエッダーは、四国連合艦隊の下関攻撃に際し、桂小五郎に招かれ、長州藩軍医就任を要請され、三宅にも行動を共にするようにと促したことになっている（三浦義彰『医学者たちの百五十年』）。

玄蕃少允緒方維準は、母親の病気という理由で、明治二（一八六九）年早々大病院取締の職を退いた。その後を、鹿児島藩の石神良策が継いだ。オランダ医学を学んできた緒方にとっては、眼前でイギリス医学が隆盛になっていくのを見ることに耐えられなかったのであろうか。また、長崎でその教えを受け、ヨーロッパにまで同道してくれた恩師ボードウインを、医学校教師として迎えることができなかったのもその理由の一つといわれている。ボードウインは、幕末、江戸に幕府の医学校を新設する計画で、その準備のために一時オランダに帰国までしたのである。

明治二年六月には、医学校は大学別当の監督下に入り、大学校の分局となった。七月松平慶永別当、秋月大学大監が就任し、相良、岩佐はその下で権大丞に任命され医学校の教務に当たった。同時に、教官の職制が開成学校同様改められ、佐藤尚中が医学校のトップとして大博士に、坪井芳洲、後述する静岡藩の沼津兵学校病院から呼び戻された林洞海が中博士に、島村、石井、長崎府医学校の長与専斎、司馬など少博士に、池田謙斎、足立、長谷川、桐原、三宅など大助教に、田代、佐々木東洋など中助教に、石黒が少助教に、大沢は句読師に任命された。

かつて佐倉順天堂で学んだ相良、岩佐が、なかなか腰をあげようとしなかった恩師尚中を佐倉から引き出したといわれている。尚中も、イギリス医学に引き回されてという感情を、緒方維準同様抱いていたのであろうか。尚中は、長崎で医学伝習を指導したポンペからも、外科医として高く評価された人材であり、実力的には適切な人事といえよう。しかし、大学校である昌平学校には当時大博士の任命はなく、「そもそも医は膿を啜り、尿を舐る小技術である。医者如きが大博士とは……」と佐藤尚中の大博士就任に、皇学者、漢学者からクレームが出たとのことである（**巻末註14：維新当初から京都で始まった皇学の動き**）。

なお、従来は刑死体について解剖が行われていたが、明治二年八月には、三十四歳の「みき」という女性の請願で、初めて病死体の特志解剖が行われた（東京大学『東京大学医学部百年史』）。すなわち、病理解剖のはじめである。

十一月には、「皇国古来未ダ医道ヲ教ルノ定則ナシ歴世医学校ノ設アルモ定則ナキヲ以テ学業大成スル事難シ今般大政御維新ノ折柄医ハ司命ニ関スル重大ノ職ニシテ御政体中欠ク可ラサル一科ナルヲ被思召新ニ医学校ヲ御創立被為在候儀実ニ　皇国医学始テ興ル秋千古ノ一事深ク御主意ヲ体認シ奉リ……」、そして、学業に励み万国の医学を越えるよう努力せよと、医学校規則が布達されている（東京帝国大学『東京帝国大学五十年史』）。ここにも、皇学の影響が窺われる。この時は、普通学の課程を修了して、大学に進み、五年で医学を学び、ついで病院で実習するということになっていた。

十二月には学制が改正され、大学校は大学に、医学所は大学東校に改称され、ヒステリックな皇学派の圧迫が大学から取り除かれる方向に進んだ（**巻末註15：大学規則・小中学規則の制定、皇・漢学から**

洋学へ）。

イギリスに傾斜した医学からドイツ医学に

岩佐純、相良知安は、医学校取調掛就任以来、日本医学の将来について熟議した。岩佐は、「我邦ノ西洋医学ハ尚ホ幼稚ニシテ、コレヲ修ムルノ医師甚ダ僅少ナリ、此際新ニ医学校病院ヲ興シ、医生ヲ教育スルコト最大要務ナリ」「完全ノ医学校ヲ興シ、欧州大学ノ制度ニ倣ヒ、各科専門ノ教師ヲ聘用シ、学期ヲ定メテ、教育スルノ方法」を考えるなど積極的意見を持っていた。文言からすれば、西欧の医学教育の実態をかなり理解しているように思われる。相良は、加えて、西洋医学を超えるわが国の医学の確立という考えまで持っていた。前述した彼ら二人の履歴からすれば、当時としては、彼らは西洋医学については深い造詣を持っていた人材といえよう。

岩佐が使った「医学校病院」の言葉は、ドイツの大学に対応し、研究に裏付けされた医学教育を意味し、臨床を重視したイギリスの病院附属医学校と対照的なものであったという最近の研究者がいる。しかし、当時一八六〇年代の後半に、すでにドイツ医学とイギリス医学とを相対応させるような認識が、わが国にあったのであろうか。両者を対照させて分析しうるほど、両国医学の実態に関する情報を入手しえていたのであろうか。

前述したようなペリー来航以来の対外国観の変遷に加え、慶応二（一八六六）年海外渡航が許されたことも加速因子となり、幕末から、蘭学はその勢いが衰え、英、仏学はその勢いを強めていた。また、戊辰戦争の際の官軍病院でのウィリスの活躍も世の中に喧伝された。今後も日本の医学はオランダ医学でとは、日本の中心東京では、当然考えられなかったことであろう。

しかし、ウィリスの病院長兼教師就任後にあっても、医学校兼病院の整備はなお不十分な状態であった。ウィリスも、院長兼教師としての権限を十分に行使しえないと、彼は就任後十カ月もしないで辞任の意思を表明している。その理由をすべてウィリスにおし被せるのは酷なことと思うが、彼はイギリス流の臨床医学を重視した医学教育、医療制度を日本に根付かせるのが難しいと判断したという。医学取調御用掛として赴任してきた、ドイツ医学を重視していた相良、岩佐らとも意見の食い違いがあったのではないだろうか。彼は臨床はともかくとしても、教育の能力に欠け、教師の任には堪えないという批判も出されたという（『東京大学百年史』）。

奇妙なことに、医学校兼病院の日本人諸教員とウィリスとの間で、医学教育について、イギリスの医学について、意見の交換がなされたという記録はみつけられなかった。ウィリス自身、イギリスの医学の実態、医学教育を、当時の教員、学生たちに紹介し、伝えたということは知られていない。イギリスの医学を日本にという意図を持っていたとしては、その努力が不足しているといえるようにも思える。英語という語学のバリアーが、両者の間の意思疎通を阻んだのであろうか。長崎で日本初めての西洋式医学教育を実施したオランダ海軍軍医ポンペの場合は、彼の滞在記に見られるように、助教の役割を果たした松本良順と、日本人医学生の評価、教授法など、教育について緊密な意見の交換をしている。もっともウィリスが医学校兼病院で活躍した期間は、ポンペの長崎での五年に比べ、一年未満という短い期間ではあった。

ウィリスの辞意に対し、イギリス公使パークスは、慰留もしていない。また、適切な人材の欠如からか、後任の推薦もしていないという（森川潤『ドイツ文化の移植基盤』）。前述のようにイギリス医学を日本にと計画していたとしては、筋の通らない話である。

明治二（一八六九）年四月には、岩佐、相良は、すでに、ドイツ人医師の招聘を考えている。二人は、八月にはドイツ人教師招聘の意見を開陳している。

ドイツ医学導入への理由はとなると、イギリス医学の場合のウィリス、シッドールの活躍のような、誰でも評価できるような、はっきりとした事績をあげることは難しい。そのため、後述するような相良と土佐藩藩主山内容堂との、すなわち下級武士と他藩の藩主との論争などの話が取り上げられてくる。

しかし、当時の心ある蘭方医は、彼らが渉猟したオランダ語訳医学書から、〝医学はドイツがもっとも優秀である〟という評価をしていたようである。文久二（一八六二）年幕府の西洋医学所から長崎、ボードウインのもとに留学した池田謙斎は、長崎精得館の蔵書を読むうちに、そのほとんどはドイツ語の原著を蘭訳したものであると実感したという。山口藩の蘭学指導者青木周弼の養子周蔵は、藩の医学校「好学館」で医学を学んでいるうちに、「医学のみならず学問はドイツ」と実感し、ドイツに留学するために長崎にまず留学したとしている。

佐藤泰然以来外科学を主眼に、自分たちの西洋医学を充実してきた佐倉の順天堂関係者は、オランダ語の医学教科書の大部分は、ドイツ人の書いた医学書の蘭訳書であることを知っていたし、西洋医学をリードするのはドイツと認識していた。それだからこそ、佐藤尚中は、養子進をベルリン大学医学部に私費留学させたのであろう。進は、彼が会津戊辰戦争に派遣される前にすでにドイツ留学を決めていたという。彼の留学は、戊辰戦争から帰った直後の明治二年初めである。

石黒忠悳も、旧幕府医学所で学んだフーフェランド、ウンテルリッヒ、ニーマイエルの内科書、ストロマイエルの外科書など手元にあった外国の教科書の十中六、七は、原著者はドイツ人で、そのオランダ語版を勉強したものであったと、『懐旧九十年』に記述している。

ドイツ医学の優秀性を感じることは、日本人の翻訳書からも可能であったろう。寛政四（一七九二）年、大槻玄沢が翻訳を終了した『瘍醫新書』は、十八世紀ドイツの代表的外科医ハイステルの著書の蘭訳書である。緒方洪庵が翻訳刊行した『人身究理学小解』の原著者ローゼ、『物理約説』の原著者イスホルジンク、洪庵のもっとも有名な訳書『扶氏経験遺訓』の原著者フーフェランドらは、いずれもドイツ人である。なお、フーフェランドは、一八一〇年、フンボルトとベルリン大学の創設に貢献し、初代の医学部長に就任している。

当時の日本人医学生にドイツ医学の優秀性をもっとも印象的に強調できる立場にいたのは、当時長崎で医学教育にたずさわっていたボードウインでないかと、筆者は思う。彼は、文久二年ポンペの後任として来日してきたとき、ベルリン大学教授ミュラーの愛弟子、ヘルムホルツが初めて開発した眼底鏡を持参した。すなわち、日本への眼底鏡の初めての導入である。彼は、来日前母校ユトレヒトの陸軍軍医学校で、彼の得意な生理学、眼科学を教官として教えていた。彼は、急速に展開しているミュラー一門の生理学的研究、ドイツ医学に、彼の興味からも、当然大きな関心を持っていたはずである。明白な記録はないが、長崎の教え子たちに、彼が熟知しているドイツ医学の優秀性を強調したであろう。彼が長崎で使用した医学テキストは、彼が自分で訳したドイツ医学書をもとにしたといわれている。

一人で医学教育のすべてを行ったポンペとは異なり、ボードウインは慶応二年同僚ハラタマを、基礎医学の教師として呼ぶことを幕府に求め、それを実現した。ハラタマの来日とともに、精得館と並んで分析究理所の設立をすすめた。これは、ベルリン大学の「実験室医学」に倣ってのものであるというものもいる（森川潤『ドイツ文化の移植基盤』）。

前述した佐藤進の留学の前に、いや維新を挟んで、若い日本人医学生が、すでにドイツに渡っている。前述の山口藩、青木周蔵は、藩主毛利敬親の許しをえて、学費二千百ドルをかかえて、プロシアへ、慶応四年閏四月、医学留学している（田中助一『防長医学史』）。いや、後述するが、イギリス医学にもっとも執着したといわれている山内容堂が藩主であった土佐藩でも、萩原三圭が藩の公費で、山口藩の青木周蔵とともに、ドイツに医学留学している。これは、萩原が、長崎で青木のドイツ医学最優秀説に共感してとのことといわれている。慶応二年、ボードウインにともなわれて、緒方維準、松本銈太郎とオランダに医学留学した筑前藩の赤星研造が、維新後オランダからドイツ、ハイデルベルグ大学に移っている。青木、萩原、赤星の三人の、いや佐藤をいれて四人のドイツ医学留学は、岩佐、相良が、明治二年、ドイツ医学問題を提起する以前のことである。

なお、萩原、赤星は、長崎で、ボードウインの教育を受けている。考えてみると、岩佐、相良も、佐倉順天堂を経て長崎に留学、ボードウインの教育を受けている。

ここで、当時のドイツ医学の発展ぶりを要約しておこう。明治維新までの、医学面の主要なものに限っても、以下の通りである。その中心をなしたのは、人体生理学全書を刊行し、多くの弟子を育てたベルリン大学教授ミュラー（一八〇一―五八）とその弟子たちである。シュワン（一八一〇―八二）は「生体の細胞学説」を提唱し、ヘンレ（一八〇九―八五）は「顕微鏡解剖学」を開拓した。デュボア・レイモン（一八一八―九六）は電気生理学の祖であるし、ヘルムホルツ（一八二一―九四）は神経伝播速度を初めて測定した。前述したように、彼は、世界に先駆けて眼底鏡を開発した。ウイルヒョウ（一八二一―一九〇二）は、一八五二年「細胞病理学説」を披瀝、ベルリンで細胞病理学の一連の連続講義を一八五八年に行っている。『病的腫瘍論』も刊行している。北里柴三郎が師事したコッホ（一八四三―一九一〇）、X線の発見者レントゲン（一八四五―一九二三）らは、これら研究者に継ぐ次の世代になる。

プロシアが普仏戦争に勝利して、一八七一年、すなわち明治四年に、ウィルヘルム一世が初代皇帝に、ビスマルクが宰相にそれぞれ就任し、連邦国家から初めて、ドイツ帝国に統一されたのである。一七八九年のフランス革命、一八〇六年のナポレオンの侵攻、これらを契機として、ドイツナショナリズムは十九世紀初頭から高揚していた。一八一〇年のベルリン大学がその代表であるが、この時期、ドイツ独特の、研究と教育が結びついた大学が、国内に創設された。そして、大学が、その後の多くの学問的業績の蓄積に大きな役割を果たした。

「この時代は、現代医学の出発点ともみられる大切な時期」と川喜多愛郎が指摘する（『近代医学の史的基盤』）。ドイツ以外の欧米の国々でも、医学を含め近代科学の新知見が続々と報告されている。医学関係に絞っても、そして、すべてをあげることはとてもできないが、以下の通りである。

イギリスでは、解剖を重視したパリ学派の影響を受けたダブリンの医師たちが、活躍している。チェーンは、解剖所見に裏付けされた脳卒中症例の臨床経過を分析、その経過中に認められた特異的チェーン・ストークス呼吸の存在を、一八一八年記述している。後者のストークスは循環器病患者の診療に関心を持ち、突然の心停止を来すアダム・ストークス症候群にもその名を残している。バセドウ病、またはグレーブス病で知られる甲状腺機能亢進状態は、やはりダブリンのグレーブスの記述に始まる。また当時のロンドンには、「ガイの大物」と呼ばれたガイ病院の医師たちが活躍していた。腎臓病の詳細を記述したブライト、結核患者に見られた副腎機能障害を記述したアジソン、全身のリンパ節腫大を来す病態を整理したホジキンたちの業績を評価して、ブライト病、アジソン病、ホジキン病の病名は、今日でも臨床で使われている。ガイ病院の資料室には、これら大物の肖像画が、今も掲げられている。さらに、一八四七年、シンプソンがクロロホルム麻酔を開発している。リスターによる石炭酸消毒法の発表は慶応三年、一八六七年、まさに維新の前年である。

フランスでは、ラエンネックによる、一八一八年の「間接聴診法」と聴診器の開発をまずあげなければならない。最近は、CT、MRI、超音波診断法など体内臓器の画像診断法が発展し、軽視されている傾向があるが、一七六一年オーストリアのアウエンブルガーにより開発された胸部打診法とともに、生体内の情報を把握する基本的臨床的アプローチは、この二人により開発された。先に紹介したが、聴診器は、嘉永三（一八五〇）年長崎出島に赴任してきたドイツ人医師モーニッケによりわが国へ紹介された。考えてみれば、打診、聴診に次ぐ第三の生体内情報収集法である眼底鏡も、ほぼ同時代にわが国にボードウインにより導入されたわけである。一八五五年、フランスのクロード・ベルナールはグリコーゲンを発見、同六五年には有名な『実験医学序説』を執筆している。パスツールは、その次の世代である。

ハンガリーのゼンメルワイスは、ウィーン総合病院の産婦人科での臨床的観察から、産褥熱、消毒の概念を一八六〇年に提唱している。細菌学の出生以前の業績である。

一八四六年アメリカで、モートンがエーテル麻酔を開発している。マサチューセッツ総合病院ウォー

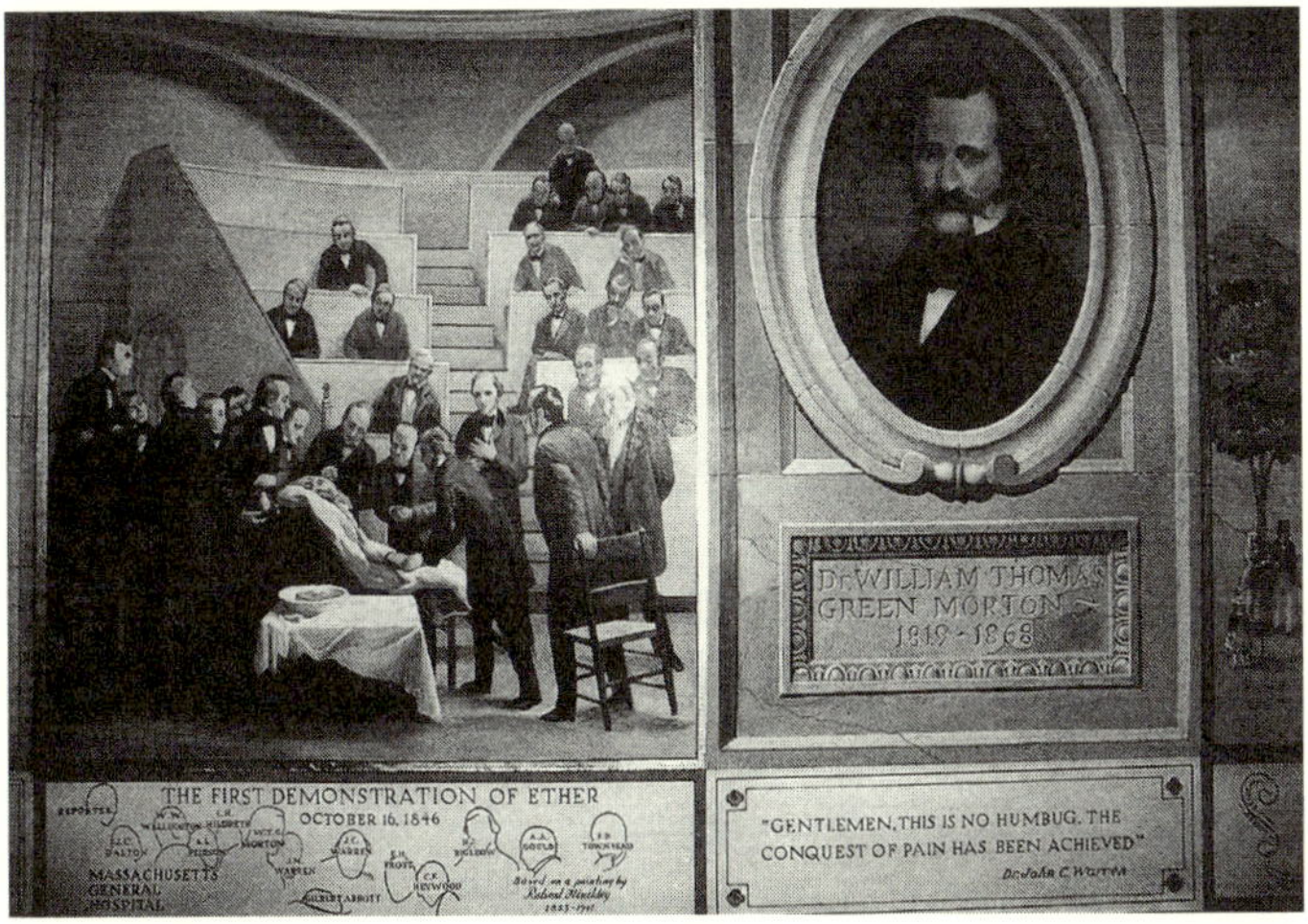
THE FIRST DEMONSTRATION OF ETHER
OCTOBER 16, 1846
MASSACHUSETTS
GENERAL
HOSPITAL
Dr WILLIAM THOMAS
GREEN MORTON
1819 - 1868
"GENTLEMEN, THIS IS NO HUMBUG. THE
CONQUEST OF PAIN HAS BEEN ACHIEVED"

写真：マサチューセッツ総合病院のウォーレン医師が、同病院の手術場で、世界で初めて、エーテルによる全身麻酔下で、頸部腫瘤の切除手術をすることができたことを記念する絵。アメリカ、ハーバード大学Ether Houseに掲げてある。絵の右下に書き込まれているが、そのときウォーレン医師は、「皆さんこれはいかさまではない。とうとう“痛み”の克服がなされた」と叫んだといわれている。

レン医師が、エーテル麻酔を初めて試し、その効果を確認している（前頁写真）。

何が決定的な理由となったかはともかくとしても、現時点にたって振り返ってみれば、ドイツが当時の世界の医学をリードしていたとする結論は正しかったといえよう。『ドイツ史10講』の著者坂井栄八郎は、以下のように記述している。「当時のドイツ帝国は、〝軍国主義の国〟であると共に、〝学問の国〟であった。明らかに学問で世界をリードしていた。特に自然科学において歴然としていた。十九世紀最後の二十五年間になされた物理学（熱、光、電気、磁気）の分野での新発見はイギリスの研究によるものが七五一件、フランスが七九七件、それに対しドイツの研究が一八八六件、同じ時期、生理学の分野における全世界の独創的な研究の六〇％はドイツの研究なのであった」。『帝国大学の誕生』の著者中山茂も、F. H. Garrison の著書『An Introduction to The History of Medicine』からの図、「一八〇〇―一九二六年までの医学研究における国別発見数」を引用して、同様な結論を引き出している。坂井はさらに、「全十九世紀を通じて九千から一万のアメリカの留学生が独逸に留学し、その約半数が帰国後大学の教職に就いたと推定される。アメリカでドイツ語の知識が博士号をとる前提条件になった時代もあるのだ」としている。

岩佐、相良は、さらに、世界の医学をリードしている国はと、当時新政府の顧問に迎えられ、長崎から東京に移動してきていたフルベッキに、意見を求めたといわれている。世界の医学をリードしているのはドイツで、ドイツの中でもプロシアが第一であるという彼の意見が、わが国へのドイツ医学導入に決定的な意義を持ったとされている。

相良、岩佐の両人は、ウィリスの後任として、ドイツから医学教師を招いて、今後の日本の医学を興すべきだと結論した。明治二年十二月ウィリスの任期が切れるので、二人はプロシアから優秀な医学教官を雇って貰いたいと政府に申し出た。

ウィリス離任後の人事に対するこの処置について、彼の戊辰戦争での働きを高く評価していた先の大学校知学事山内容堂が、朝議で猛烈に反対したという。容堂は彼自身の病気をウィリスに治療してもらってもいる。相良知安は山内の反対にもかかわらず、ドイツ医学の導入が最善であることを、その場で徹底的に反論したという。もっともウィリスの離任が彼自身の辞意によるものであり、イギリス公使パークスが後任を推薦しなかったとすれば、山内の反論も意味がなかったわけである。

同じ佐賀藩から新政府に出仕していた副島種臣、大隈重信も相良の提案を支持した。その結果、わが国でのドイツ医学の採用が決まった。なお副島、大隈は、幕末の長崎に佐賀藩が開いた英学校で、フルベッキの優秀な弟子であったことは前に述べた。

明治三年二月、ドイツ北部連邦公使フォン・ブラントに、ドイツ人医学教師二名を、三年契約で雇用したいので斡旋してほしい旨の依頼がなされた。この依頼書に、以下のような但し書きが付けられている。「医生英語ニ達候故英語ニテ教授可致呉様最初ヨリ御約定有ㇾ之度候事」。一年にも及ばない期間の講義でこのような但し書きを付けねばならないほど、医学生の英語が上達していたとすれば、ウィリスの講義も捨てたものでなかったということではないだろうか。もっとも当時の医学以外の分野では、英語、英学が主流になっていたことは先に述べた。大学南校では、横浜在住の外国人が主であるが、十人近くが外国人教師として任用され、英、仏語学教育が活発に実施されていた。これに対して、大学東校では、ドイツ語の教育は全く行われていなかったという状況もあろう。

ウィリスは、当時鹿児島に帰っていた西郷隆盛の肝いりで、鹿児島医学校で医学教育にたずさわるということで、明治二年十二月石神良策に伴われて鹿児島に赴任した。

◉幕間V

さらにドイツ医学の導入について

ドイツ医学のわが国への導入に関しての朝議で、山内と相良のやりとりは極めて厳しいものであったとされている。しかし、維新とはいえ、上下関係にはなお旧態依然たるものがあり、藩主と、たとえ新政府の官吏とはいえ、下級武士出のものが対等に議論を戦わすことが許されるまでには世の中は変わってはいなかった。同じ朝議に出席していた相良の属する佐賀藩前藩主の鍋島閑叟（直正）は、相良の土佐藩主山内に対する強弁の状態に、「知安下がれ！」と一喝したという。相良は、この時自分の運命が決まってしまうのではないかと思ったと、後で述懐した。これは、『相良知安』を刊行した鍵山栄の書いていることである。石黒忠悳の『懐旧九十年』にも、二人の激論について同じように記述されている。石黒の提案、東大第二内科初代教授の入沢達吉の尽力で、相良知安の顕彰碑が東京大学医学部校内に建てられているが（写真）、その碑文も、この内容に沿ったものである。

これに対して、異論もある。「相良の直言で朝議が一変」するものかという疑問、相良のよ

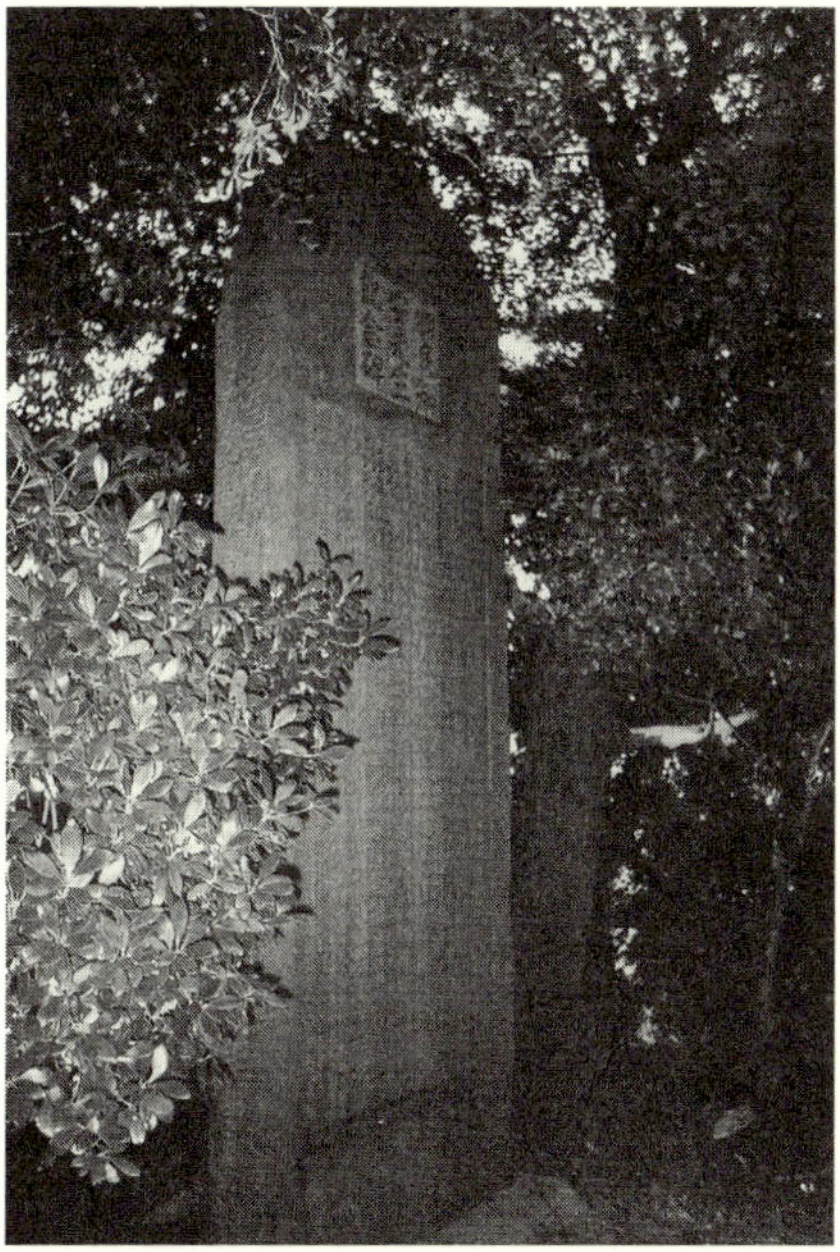

相良知安顕彰碑

東大校内東大病院の最東端、不忍通りに面した出口の南側の丘の上、看護学校の寄宿舎のうしろにある。
昭和11年3月設立

うな若輩下級の官吏が朝議に参加することは可能とは考えられないというのである。さらに、フルベッキのドイツ医学の優秀性に関しての証言が重要な意味を持ったということであるが、これに関しては公式の記録もなく、フルベッキが妥当な証言をなしえたかに問題があるとする（神谷昭典『日本近代医学のあけぼの』）。

フルベッキの長崎での活躍は前述した。ここで、彼の履歴を簡単ではあるが見てみよう。彼は一八三〇年にオランダで生まれ、ユトレヒトエ芸学校土木工業科を卒業後、五二年アメリカ移住、五九年宣教師として長崎へ来る直前、神学校を卒業している。これを見れば、上述したような欧米各国での医学会の現状を分析しえていて、フルベッキはコメントをしたのかとなると、それは疑問であるとするのもあながち否定はできない。まして、今日とは異なり、このような情報の広がり、特にその分野の専門家でもない人物へのそれは、そんなにスムーズとは考えられない。

ドイツ医学導入の件に関しては、なお疑問が残る。連邦国家から帝国にという、わが国との政治形態の類似性が、英・米を否定し、ドイツを受け入れる根拠となったという議論もある。しかし、わが国からの正式な依頼は、明治三（一八七〇）年二月で、普仏戦争直前のことであり、ヴェルサイユにおけるウィルヘルム一世のドイツ帝国皇帝就任などは当然予定もされていなかった。このため、公使フォン・ブラントの肩書きは、ドイツ北部連邦公使なのである。

藩主から公式の場で叱責を受けるほどドイツ医学に固執した、当時もっとも近代的な人物の一人といえる相良知安も、奇妙なことに前述した皇学の影響から自由ではなかった。「独逸医学輸入に関する相良知安覚書」という広く知られたメモが相良家に残されている（『相良知安』)。その冒頭は「抑皇国之医道は上古大巳貴尊少彦名尊之二神親敷基礎垂起し玉ひしと雖可惜哉世を継て興起するに無暇して茲に外国経久之医法伝来候而時人固く是を信し遂に……」。大巳貴尊(オオナムジノミコト)とは大国主尊をさし、少彦名尊(スクナヒコナノミコト)と二人でわが国の医学の基礎を作ったという極めて神がかった書き出しである。「わが国の医学も、その後入ってきた漢方医学に汚染された。皇国の医学を立て直し、世界に冠たるわが国の医学を作り上げるためにはドイツ医学を導入しなければならない」というのがこの覚え書きの主旨である。このような書き出しでこの覚書を作ったということは、相良も当時相当皇学派に気を配らなければならなかったことを裏書きしているのではないだろうか。相良自身の中では、皇国の医学、イギリス医学、そしてドイツ医学の三つの医学が、一時的でも衝突していたのである。

幾多の見解、意見はあるであろうが、蘭方医学、これに取って代わって一時的にもイギリス医学が、そして前述のように、ドイツ医学へと、維新当初の大学東校の医学生を教導する外国医学が変遷したことは事実である。しかし、後述するが、当時大学東校以外の日本各地の医学校では、いや東校以外の官立の医学校でも、なお蘭、さらに仏、英各国の医師が、医学教育に関与していた。日本医学がドイツ医学の影響を強力に受けるようになるのは、むしろ東京大学医学部卒業生たちがドイツ留学から帰国してからである。

ボードウインは東校でも講義をした

当時、大学南校では、すでに十名前後の外国人教師が教育に関与しており、大学東校の医学生たちも、速やかな外国人教師による教育を強く求めた。東校としては、ドイツ人医学教師派遣の依頼がなされた後、当座の外国人教師を物色している。『東京帝国大学五十年史』では、一時的にアメリカのドイツ人医師シモンズを招いたとされているが明確でない。和蘭改革派教会派遣宣教師兼医師としてフルベッキらと来日し、当時横浜で開業していた医師シモンズを雇ったともいわれるが、これも確かでない。

しかも、一八七〇年七月、プロシアとフランスの間に、普仏戦争が勃発し、ドイツ人医学教師着任の見通しが立たなくなってしまった。このこともあって、九月には、当時緒方惟準のもとで大阪に滞在し、長年の日本生活に終止符を打って、オランダに帰国予定であったボードウインを雇った。維新に入ってからの新政府の不満足な待遇もあったのであろう、ボードウインは再三辞退した。必死の説得がなされ、彼は二カ月間講義を担当することに同意した。なお、当時ボードウインの名声は東京でも高かったようである。オランダに帰国することを聞き、医学生たちはボードウインの講義を聴くことを強く望み、患者もまた彼の診療を希望した。彼の大学東校滞在で、患者数も急速に増え、大学東校の水準も上がったということである。四、五十人を上回る学生がボードウインを囲んでいる、小石川薬園でのボードウインの送別会の写真が、『東京大学医学部百年史』に掲載されている。四年間の長崎での活躍の後、慶応二（一八六六）年、緒方惟準、松本銈太郎らの第二次オランダ医学留学生を連れての一時帰国は、もともとは江戸での外国人教師による軍医学校設立が目的であった。倒幕のため、その実現が果たせず、上海、大阪と年余にわたり落ち着きえなかったボードウインには、宿願の江戸での日本人医学生への講義であったわけである。

なお、明治三年二月に、上野の山内へ、大学東校を移すという案が出た。これは病院所在地が、低地で湿度が高く、病院に適しないなどの理由からであった。これも、相良知安が強力にすすめた計画であったという。東京に出てきたボードウインは、石黒忠悳と一緒に大学東校予定地の上野を視察し、東京の公園として上野を残すべきだと政府に意見を具申した。結果的に現在の本郷、旧加賀金沢藩邸に東京大学医学部が移った。ボードウインは上野公園が生まれた恩人であるとして、その胸像が今も公園内に残されている。もっとも、この像は当時オランダ公使を務めていた彼の弟のものという説がある。

ボードウインの帰国後、フランス人医師マッセを一時雇い入れたが、能力不十分で年末には解約せざるをえなかった。このため、大学南校では前述のように多くの外国人教師がいるのに、大学東校ではいないと学生が騒ぐしまつであった。後述するが、当時熊本医学校で教えていた蘭医マンスフェルトを大学東校に呼ぶという提案までなされたが、さすがに政府は許可しなかった。明治四年八月ミュルレルとホフマンがドイツより到着するまで、大学東校では日本人教師が教育に当たるという状態が続いた。

明治三年十月には、二月に公示された大学規則を基礎に東校規則が制定され、正則五年、変則三年、両者共に予科本科を置くなどが決まったが、内容の充実にはドイツ人医学教師の登場まで待たなければならなかった。

東校からの医学留学生派遣

幕末での、幕府、諸藩からの欧米留学生派遣の意義を認めてのことであろうが、新政府も当初から人材養成のため海外留学生派遣を積極的に推進した（**巻末註16：積極的人材養成策としての明治初期の海外留学生派遣**）。東校からも、明治三（一八七〇）年十月、ドイツ人教師着任以前に、留学生派遣が承認されている。前述のように、相良知安、岩佐純の尽力で、ドイツ医学導入の大方針がすでに決定された後であるから、派遣国は当然ドイツ、当時のドイツ北部連邦、プロシアである。当時は、普仏戦争の最中であり、もちろんドイツ帝国の誕生以前である。留学生を選抜する側は、ドイツのこのような政治の実態をどこまで理解していたのであろうか。幸いなことに、普仏戦争は短期間で終わった。

前述したように、東校の医学教育は、とてもとても整うという段階にはなかった。それでも、東校の学生は、幕末を通し医学教育をすでに受けていたから、南校生徒よりは専門的知識を備えた者と判断されていた。そして、今後の日本医学は専門分化しなければならないという考え方で、以下に示すように選考すべき科目が留学以前に指定されていた。結果的には優秀な学生が選ばれているが、これら留学生は、帰国後わが国の医学を指導すべき人材と期待されていた。

外科治療学専攻の佐倉藩佐藤進、薬剤学および学校事務研修の山口藩青木周蔵、生理学専攻の土佐藩萩原三圭については先に触れた。東校学生であったのは、薬剤学専攻の豊橋藩医の養子大沢謙二、治療学の徳島藩医の子息長井長義、岩佐純の弟で福井藩医養子、生理学専攻の今井巌、治療学専攻の長州藩医養子荒川邦蔵、佐賀藩の蘭学指導者であった大石良英の子息、化学専攻の大石良乙、鹿児島藩から東校に派遣されていた化学専攻の尾崎平八郎、物理学専攻の松江藩医子息の北尾次郎らである。これら東校諸学生に加え、教師として、長崎医学校小助教であった福井藩医の山脇玄が解剖学、大阪医学校中助教で知安の弟、佐倉順天堂で学んだ相良元貞が病理学、長岡藩士子息で幕府医学校教員池田玄仲の養子となり、長崎で学んだ後ウィリスの医学校病院で医師であった池田謙斎が医科裁判学を専門に学ぶよう派遣されている（大沢謙二『燈影蟲語』）。これらの専攻科目決定も一方的なもので、留学先の了承がえられ、カリキュラムも決まった上でというものではない。

高知の萩原三圭、山口の青木周蔵は藩の費用で、佐藤進は私費で、前述したように、この時は、すでにドイツに留学していた。この三人は、この機会に新政府の公費留学生に推薦されたものである。

なお、慶応二（一八六六）年、一時帰国のボードウインについて、緒方維準、松本銈太郎とともにオランダ留学をした福岡藩の赤星研造については前述した。彼は、どのようにしてドイツに移ったか、どのようにして新政府の公費留学生となったか明らかでないが、バーデン大公国のハイデルベルグ大学で医学を学んだ。彼は、戦場も近かったこともあり、普仏戦争に普軍軍医として従軍している。彼は、同大学を卒業、明治七年帰国し、侍医、大学東校教授などを経て、明治十二年から県立宮城病院院長になっている（村主巌『メモランダム―市井の医師の小さな真実―』）。繰り返すが、萩原、青木、佐藤そして赤星の四人のドイツ留学は、明治二年ドイツ医学導入論争以前のことである。

なお、明治四年、廃藩置県が実施され、そして大学が廃止され、文部省が設置された。南校同様（**巻末註17**：東京大学の前身といわれる南校の生い立ちとその実態）、それまでの大学東校が東校に改称された。しかし、廃藩置県の実施で、南校同様、九月に一時的に閉校されている。十月に前年定めた大学東校規則を改訂、来日したミュルレルらの意見も入れ、本科四十名予科生六十名の入学を許可している。ドイツ人教師の赴任以後の東校の推移については、別の機会に触れたい。

オランダ人医師の指導下にあった東校以外の官立医学校

維新当初の官立医学校としては、東京の東校以外に政府直轄地大阪の医学校、同じく直轄地長崎の、ポンペに始まった医学校があった。なお、慶応四年五月、政府直轄地となった函館府にも元箱館医学所があった。新政府のもとで民政地方病院となったが、明治元年末箱館戦争で榎本軍に接収された。徳川昭武の侍医として慶応三年パリの万博に派遣された高松凌雲が、榎本軍の軍医として、この病院で活躍したことは先に触れた。戦争終結とともに函館府に返されたが、明治三年閏十月から明治四年十一月まで、一時東京の大学東校の所管になっている。その後は、北海道開拓使の管轄の官立函館病院となった。

大阪府の医学校

大阪は、江戸、長崎、箱館の各地とともに幕府の直轄地となった。前述のように慶応四年四月二十一日の政体書の発布で、上記四都市は、それぞれ府に組み込まれた。大阪府知事として、後藤象二郎が任命された。

維新に入るとともに、大阪にも官立学校設立の動きが始まった。京都御所の中での、皇学を基本とした、高等教育施設設立の動きと時期を一にする。大久保利通は、京都御所の因習から離脱するために、都を京都から大阪に移すことを当初唱え、大阪遷都実現のため、慶応四年四月、明治天皇の大阪行幸を実現させている。この時、天皇は大阪に病院建築の沙汰書を下した。これが契機となったと考えられるが、大阪に医学校、いや英学、仏学、数学、法律、理化学（舎密）などを取り込んだ総合大学を作ろうという計画が進行した。幕末にヨーロッパを見てきた経験を持つ、西南雄藩出の新政府職員が首都に総合大学があるべきとしたのであろう。

前述したボードウインが慶応二年幕府に申し入れた、舎密を取り入れた医学校を江戸にという計画を、新政府は首都、大阪の総合大学設立の計画の中に、取り込もうとしたと考えられる。江戸の新しい医学校で舎密を教えるべく、長崎から移動して、江戸の開成所で準備を進め、幕末の混乱を横浜で避けていたハラタマは大阪に呼ばれた。彼が出したオランダの身内への手紙からわかるが、明治元年九月には、江戸から大阪に移動している（芝哲夫『オランダ人の見た幕末・明治の日本』）。オランダから長崎、そして江戸へと運んできた講義、実験のための膨大な量の道具を、さらに大阪に転送している。

この時点では、日本で初めての官立総合大学設立の計画であったろう。十月には学生を募集するという案内まで、大阪府知事は日本中の諸藩に出している。しかし、九月には、天皇が東京に下向し、首都を東京にという決定で、この計画も霧散してしまった。ハラタマが期待し、尽力した舎密を教える学校も、一時建設が中止された。

総合大学はともかくとして、適塾の関係者、洪庵の義弟緒方郁蔵、養子拙蔵、洪庵の蘭学師匠、中天游の息子定勝などが中心となって、大阪府に働きかけ公立病院の設立計画が進められた。これに、大学設立計画が破綻したハラタマも参加することになった。彼は明治元年十二月三日付のオランダの兄への手紙で、「今のところ、私は新政府に何も不足はありません。研究所の建築工事は着々と進行していますす。現在、百人の職人が働いています。この工事は、新年までには完成することが約束されています……」と書き送っている。このようにして、大阪城正面、追手門から西に向かう旧京橋御定番屋敷跡に舎密局（化学学校）が建てられた（現在の大阪府庁南側。同所に近接している大阪市歴史博物館の近くにハラタマの胸像が二〇〇一年に建てられた・芝哲夫　学士会会報№８４１）。明治元年の暮れには、小規模ながら仮病院ができた。当初は、大阪府兵局の兵士の疾病治療のためのものであった。

ここに、東京の医学校兼病院取締を辞めた緒方惟準が帰阪してきた。そして、この計画も舎密局と医学校、そして市民のための病院、大阪府医学校病院へと変更され、しかも惟準が校長兼院長に、そして前述の適塾関係者が教師に指名された。惟準がかねがね一緒に仕事をする機会を持ちたいと願っていたボードウインも、当時上海から日本に帰っていて、教員として加わることも認められた。シーボルトの孫娘と結婚したオランダ語の得意な三瀬周三（シーボルトの弟子、宇和の二宮敬作の甥）も教員として加わった。ボードウインの講義は三瀬により、「日講紀聞」として翻訳され、教材として出版された。

ボードウインと緒方は、長崎、養生所時代の教育スケジュールを取り入れ、ユトレヒトの陸軍医学校の教科書を基準として講義を行っている。先にも述べたように、ボードウインはわが国に初めて眼底鏡を導入したが、もともと眼科を得意とした。多くの患者が殺到し、学生も百五十―百六十人にも増えた。なお、明治二年九月、兵部大輔大村益次郎が、京都で襲われ、大阪へ運ばれてきて、ボードウイン、惟準により大腿部切断術を受けたことは先に触れた。ボードウインは、明治三年に長年の日本滞在に終止符をうったが、前述したように、強く乞われて大学東校で二カ月ほど講義をして、明治三年末離日している。

来日以来、幕末の間、長崎、江戸と引き回され、何年もその実力を発揮しえなかったハラタマは、日本人に化学を教える念願がやっと叶った。舎密局の開校式で、二百名余の招待客をまえに、今後の日本における舎密、すなわち化学の重要性を強調した。短いオランダ留学から帰国した良順の息子、松本銈太郎、長崎からハラタマについてきた福井藩の三崎嘯輔が、助教に就任した。三崎は、彼の講義を「日講紀聞」として刊行した。舎密を理解する学生は多くはなかったが、その中からアドレナリンの発見者、金沢藩医の子弟高峰譲吉が出ている。ハラタマは、金、銀の分析で、当時創設された大阪造幣局の事業にも貢献した。幕府開成所で舎密の講義を始めた川本幸民は、確かにわが国に化学を初めて紹介したが、ハラタマは化学の講義と実験を導入、わが国の化学の鼻祖といわれている。明治四年一月末任期を満了して帰国した。彼が講義をした舎密局は、明治二十二年京都に移され、第三高等学校の本館として引き継がれた。

エルメンスがボードウインの大阪医学校教員の後任として、明治三年五月来日している。彼は、在日した幕末の多くのオランダ人医師とは異なり、陸軍軍医学校ではなくフローニンゲン大学の卒業である。内科、外科両方の博士号を取得、アムステルダムで開業していた。ボードウインらの勧めで、来日している。大阪医学校病院、大阪軍事病院、府立病院と医学校の変遷に伴い勤務病院の名称が変わっているが、明治十年まで大阪にとどまった。それぞれの場で、診療と教育に当たり、その講義は生理学、病理学、薬物学、内科学、外科学、産科学と広範な領域にわたった。その多くが、「日講紀聞」などの講義録で残されている。彼が初めて、病原微生物、寄生虫を日本に紹介したといわれている（石田純郎『江戸のオランダ医』）。彼の貢献を謝して、彼の死を聞いた大阪市民は中之島に彼の記念碑を建てたが、その碑は旧阪大病院内に移された。平成五年、阪大病院は吹田市に移転したが、その後彼の像がどのようになったか、筆者は確認しえていない。

長崎の医学校

安政四（一八五七）年、前述したようにポンペ、松本良順の尽力で創立された医学伝習所、後の精得館は、幕府直轄の、初めて外国人教師が教鞭を執った西洋医学校である。ボードウィン、マンスフェルトとオランダ人医師による西洋医学教育が、維新まで継続された。しかし、慶応二（一八六六）年末頃になると、世情を反映して、館内は落ち着かなくなっていた。形の如く、医学教育、診療は進められてはいたが、内容は充実したものとはいえない状態にあった。鹿児島、山口二藩の医学研修生の留学は、公には拒否されていたが、藩命で長崎に来ていた山口の青木周蔵、松岡勇記などは長与専斎の私塾の学生として、名前を偽り、受講していた。慶応四年一月、慶喜大坂脱出の報が伝わると、長崎奉行をはじめ重役、精得館の主管者、幕府からの留学生たちは俄に長崎を離れた。一部のものは、長崎所在の外国人の伝で、外国船で上海を経由して横浜に帰ったものもいた。このような状態で、諸役所はもちろん、精得館も一時無政府状態にあった。倒幕の薩摩兵は、幕府のものとなると何でも破壊、殺戮するのではないかなどの噂まで流れた。

当時精得館には、マンスフェルトと旧外様の藩からの医学留学生など七十―八十名が残留していた。この混乱を乗り越え、精得館を有用に運営すべしと、当時精得館頭取に就任していた長与専斎が、学生の投票で館長に選出された。新たに赴任してきた沢長崎府知事は、明治元（一八六八）年十月、東京の大病院の改革などと合わせ精得館を長崎府医学校と改称、長与を館長から校長に、マンスフェルトを教頭に任じた。長与の自伝「松香私志」にも記述されているが、彼はこの事態にマンスフェルトと相談し、それまでの学生の放縦な学習態度を正すべく学則を定めた。

安政四年ポンペの医学教育開始以来十年余、ボードウイン、マンスフェルトと三代の教師を迎えたが、医学教育は基礎科学を終了して臨床医学に進むべきものという認識は、医学生にはなお不十分であった。時々病院にきて処方箋を写し、投薬法だけを覚えることを目的とするような老開業医も学生の中にまだいた。このような状態であったので、現状では日本の医学生は医学を学ぶ十分な資格を備えていない、学内の秩序を正すべきだと判断し、マンスフェルトは長与専斎と諮り、新たに学則を定めたのである。

医学を修得する資格のある学生を新たに募り、予科、本科の教場を設け、規則正しく一定の課程を履修せしめ真正の学生を養成することとした。予科では、算数・理科・動植物学の課程を定め、その業を終わって本科を理解する資格が備わった後、本科で順次解剖学から医学を学ばせるというものである。ポンペのカリキュラムを学則化したものである。

知事の補佐として長崎に赴任してきた山口藩の井上馨は、かつてイギリスに留学するなど開明的で、長与、マンスフェルトの長崎府医学校充実の努力を支持し、教師の雇い入れ、書籍、器具の購入などを助けた（長崎大学医学部『長崎医学百年史』）。名前を偽り精得館で講義を受けていた前述の長州の青木、松岡が、長与、マンスフェルトと井上との間を取り持ち、交渉は順調に進められた。予科で医学の基礎を教える教官として、ゲールツが着任している。彼は、当時オランダ陸軍の薬剤官であるとともに、ユトレヒトの軍医学校の理科教師を務めていた。

長与は、当時を回顧して、「これ明治元年の事にして、本邦の医学教育に予科の課程を設け学生の資格を正し学科の順序を定めたるは、実に此長崎医学校を以て嚆矢とす」と、「松香私志」に書き残している。

このように学則を決めたので、教師マンスフェルトの講義、診療に片時も離れることなく通訳としての役をその後三年間も務めざるをえなかったと、長与は述懐している。これで、長与は、医学の全体像を窺い、医学教育の要領を会得することができた。これらの改革を見て、精得館は長崎医学校と改められ、明治三年には大学の管轄となった。

マンスフェルトは、明治四年その契約を終え、招請されて熊本医学校に移っている。彼の後任には、やはりユトレヒト陸軍医学校を卒業したレウェンが明治三年十二月に着任している。長与は東京の東校に、大学少博士に任ぜられて呼び寄せられた。明治四年、岩倉使節団の一員となり、欧米の衛生行政をつまびらかに視察、帰国後相良知安の後を継ぎ文部省医務局長を長く務めた。医制の設立などに貢献、今でいう厚生官僚の道をたどる。東大病理学教授、東大総長長与又郎、小説家長与善郎は専斎の息子である。

医学校は、明治四年の廃藩置県で東京の東校と同様一時閉校されたが、文部省の設置とともに五年には第六大学区医学校、同六年第五学区医学校と改称された。同七年には、台湾出兵のため病院は傷病兵用に転用され、長崎医学校は廃校になった。長崎医学校は公立ではあったが、後述する諸藩の洋学校、医学校と同じように、政治の動揺に伴い、右に左に振り回された。

7 維新当初から廃藩置県にいたるまでの各藩の洋学、西洋医学の振興

前述してきたように、新政府は、慶応四（一八六八）年六月、旧幕府の高等教育機関、すなわち昌平坂学問所、開成所、医学所を接収した。会津戊辰戦争が終結した明治元年十月がすぎてからであるが、新政府はこれらを直轄学校、すなわち官立学校として、その内容を充実させながら、高等教育機関に作り上げることを当面の教育政策とした。数々の混乱を反復したが、ともかく前述してきたように建設的努力が積み重ねられた。新政府を担う次代の人材の育成を焦眉の急と、全勢力を注いだのである。

いや、驚くべきことであるが、維新当初から教育に大きな関心を持ったのは新政府だけではなかった。幕末、幕府側に与し、維新とともに新政府から懲罰を受けた佐幕派諸藩、日和見を決め込んだ曖昧藩の諸藩が、見方によっては維新を押し進めた西南雄藩の諸藩以上に、それぞれ独自の教育政策の充実に努力した。

維新の動きの中で、諸藩がこのような行動を起こしたのは、以下の理由による。維新という新しい時代の幕開けにもかかわらず、かつての幕政下同様、藩は自分たちのものとして独自の統治を持続してい

くのだと考えた。維新を押し進めた西南雄藩の藩主たち自身も、同様な考えであった。口やかましく言挙げされた府、県は、旧幕府の天領と同じように、天皇の直轄地にすぎないという理解である。尊皇、王政復古が声高に叫ばれていながら、天皇が徳川幕府に入れ替わったのだというのが基本的理解である。

このような理解で、諸藩は新しい政治にいかに適合していくか、そのためにどのように藩政を改革していかなくてはならないかを考えた。維新早々に発布された「五箇条の誓文」を、新政府から各藩に示された藩政改革の指針として厳しく受け止め、その上にたって、藩を背負っていく人材を速やかに育成しようとしたのである。

明治四（一八七一）年福井に赴任してきたアメリカ人理学教師グリフィスが指摘しているが（『ミカド』）、当時、日本には国としての統一がなく、一般の日本人には真の愛国心がなかった。どこの国かと聞かれれば、日本人の素直な返事は、「越前」とか「土佐」とか「薩摩」とかであった。農、工、商はもちろん武士の階層にあっても、藩意識がすべてで、国家観念・国民意識は存在しなかった。新政府を実質的に動かした指導者、あるいは慶応二年に開学した福沢諭吉の慶應義塾関係者は別としても、維新に入っても「国家」という言葉はなお自分の藩のことを意味していた。わが国の藩と同様とはいえないとしても、当時ドイツは、諸侯、公による連邦を形成していた。しかし、同じドイツ語を話すということで、強い同民族意識は持っていた。これに比べると、日本は極めて対照的である。尊皇攘夷のかけ声が、血なまぐさく、声高に叫ばれた時代であったのではあるが、日本国家という意識は当時非常に希薄であったのである。

そして、各藩の指導者たちは、版籍奉還はともかくとしても、廃藩置県が近い将来に行われるなど想像すらしていなかった。このような理由から、藩自体も、新政府が実施したと同じように、新時代の藩政担当者にふさわしい次代の人材を育成すべく、それぞれ独自の立場から、教育政策を展開していかなければならないとしたのである。

本山幸彦は、彼の著書『明治前期学校成立史』の中で、以下のような事実を紹介している。「維新以降廃藩置県までの諸藩では、藩校を有する二百七十余藩のうち、約四割が教育改革を断行していたし、明治元年から四年までの四年間に、藩校を新設した藩が四十八もあった。徳川時代最も活発に藩校設立が進められたといわれた天明から享和年間（一七八一――一八〇三）の二十二年間の間でも、新設された藩校は五十九校であった」。これを見ても、維新直後に、各藩がいかに教育改革に力を尽くそうとしたかを理解することができる。

また、藩校の近代化にも多くの配慮がなされていることを紹介している。教科内容に洋学を取り入れていた藩校が、幕末期で二十四校であったが、維新後に六十七校増え、その質はともかくとしても計九十一校を数えるにいたっている。また、本来藩士教育の場であった藩校に庶民の入学を許した藩が、すなわち武士以外からも人材を求めようとした藩を意味するが、当時の藩の半数を上まわっている。

若者も、積極的に洋学を求めたことが窺える。当時唯一の私学、慶應義塾は、慶応三年にすでに百名の塾生を収容すべく新しい塾舎を建設していた。彰義隊が上野に立てこもった慶応四年五月前後は、さすがに十八名の塾生を数えるまでに激減した。しかし、「維新風雨も漸く収まるに従いて、……明治元年中にも百余名の新入生あり、二年に二百五十名、同三年は三百余名。……新銭座の地所、建物にては、人を容るるに足らざるの不自由を覚へ……」と、塾生の急増を記録している。明治三年十一月には、急増する塾生に対応するため、東京府知事に手を回して、新政府が接収した三田の島原藩中屋敷一万二千坪を借りることに成功している（彡田建次『日本近代学校成立史の研究』）。これがいうまでもなく、現在の三田の慶応大学キャンパスである。慶應義塾に集まった塾生は、日本各地から、自発的に英学を学ぶことを希望して集まった若者たちである。福沢諭吉は、東校、南校と官立学校は始まっていたが、洋学を教授していたのは慶應義塾だけであったと当時を回顧している（『福翁自伝』）。

新時代を見据えて、次代の人材育成、そのための教育の充実という意欲が、政治的にも経済的にも極めて厳しい維新という時代にあって、このように各藩で活発であったということは、特に注目に値しよう。ペリー来航により触発された西欧文化導入の動きに加え、維新早々からの御所への西洋医学の導入、五箇条の誓文の発布、元年末の医療制度改革の布達などが、若者の洋学志向とともに、各藩の教育改革への意欲を点火したといえるのではなかろうか。

佐幕、曖昧、公儀政体の態度をとった諸藩の場合

維新後もっとも速やかに、積極的に、新政治体制に向かっての藩の教育を立ち上げたのは、徳川家が転封されていった先の静岡藩である。次いで関心が持たれるのは、維新に際し曖昧な態度を示した、静岡藩に劣らない大藩である諸藩である。

静岡藩の場合

徳川家達、慶喜の静岡への移住は慶応四（一八六八）年七月である。同年九月頃より、すでに静岡学問所の建設が始まり、直ちに生徒募集の告示がなされている。静岡学問所は藩士の子弟だけでなく、一般庶民にも門戸が開放された。かつての将軍家が倒され、四百万石から七十万石に削封され、静岡へ転封されたという屈辱は、静岡藩の充実、整備、人材の育成への大きなエネルギーとなったことであろう。

静岡藩、徳川の場合は、多くの家臣が、第一、第二次遣米使節団、第一次、第二次、第三次遣欧使節団として、欧米への渡航経験を持っていた。また文久二（一八六二）年からは欧州留学生の派遣も始まっている。オランダ留学の経験を持つ西周、津田真道、イギリス留学の経験を持つ中村正直、外山正一、蘭、仏、英、独の四カ国語に通じ、欧米にも渡航した長崎通詞出身の洋学者名村五八郎などなど多士済々である。加えて、旧幕府の昌平坂学問所、開成所、医学所に永年勤めてきた幕臣である漢学者、洋

学者、蘭方医である教官たちがいる。これらの人材の多くが、徳川再興を悲願として、江戸から静岡、沼津に移動したのである。

また、幕末時代ほぼ独占的に幕府が収集したといわれる洋書、特に洋学教育に必要な書籍を選んで、密かに静岡に移しもした。静岡県立中央図書館の葵文庫には、蘭、英、仏、独、その他、ペリー来航以降の比較的新しい刊行年の洋書が残されているという。

中村正直は、学問所で教育をしながら、スマイルズの『Self Help』を『西国立志編』として、さらにミルの『The Liberty』を『自由之理』として翻訳、明治四（一八七一）年に刊行した。両書は日本中に広く普及し、多くの人に読まれた。中村は幕末に、幕府からイギリス留学を命じられたが、他の幕府留学生同様学半ばで帰国せざるをえなかった。この時、スマイルズの本を入手した。著者のスマイルズは、医師あがりの地方新聞の編集者で、この本は、産業革命後の社会変動の中で地方から都市に出てきた青少年のために書いた自助論である。中村は本来は、静岡に移され、悲惨な目に遭っている幕臣たちに読ませようと、その翻訳を意図したとのことである。この本は、儒学で教育され、身分相応の人生を歩むことを長年求められてきた士族のみならず、生まれついた農・工・商の身分に捕らわれてきた庶民の若者の心を捉えた。文明開化の時にいかに生きるかを指導するものとして、教育勅語がでるまで修身の教科書としても採用されたという。

外山正一は直参の家の出で、十三歳から蕃書調所で英学を学び、十六歳で開成所英学教授手伝出役となり、慶応二年のイギリス留学に加わっている。

新政府の南校の例に倣って、外国人教師の招聘もなされている。その赴任は明治四年になるが、やはりフルベッキの推薦で、アメリカ人クラークが来日した。同じ頃、やはりフルベッキに推薦されて、福井の藩校に赴任したグリフィスとラトガース大学時代の同級生である。クラークは、一八七一から七三年まで、静岡学問所付設伝習所で物理、化学、英語、フランス語の教授を行った。熱心なクリスチャンでもあった。彼の招聘には、勝海舟も一役買っている。

明治二年二月には、静岡病院も設立され、院長にはわが国初の海外医学留学生としてオランダに渡った林研海が就任し、江戸の蘭方医坪井信良、元奥医師の戸塚文海なども加わった。林研海の父親洞海は、ほぼ同時に創立された沼津病院の副頭取格に就任した。しかし、静岡病院の医療および医学教育の実態は、明らかにすることはできなかった。

ほぼ同時に、西周を教授方頭取とした沼津兵学校が開校された。前述したが、西は幕府の第一回海外留学生として、津田真道、榎本武揚らとオランダに留学した。明治二年一月には兵学校と付属小学校の授業が始まっている。この小学校は、兵学校の予備校的存在で、現在の小学校とはその意味を異にする。教授には、西と同時にオランダに留学した赤松則良、開成所教授の大築尚志、渡欧二回の外国奉行田辺太一などが就任した。付属小学校からの卒業生はまだいなかったから、二百三十名ほどの旧幕府陸軍関係者が学生に採用された。授業内容は、漢文、語学（英、仏）、数学、器械、兵学であった。本兵学校は天下の注目を浴び、鹿児島藩、徳島藩、和歌山藩などに先方からの依頼で、当校から教官を派遣した。また、福井藩、徳島藩、鳥羽藩、佐倉藩などから数十名の留学生が来ていた。

杉田成卿の養子、杉田玄白の曾孫になる玄端は、蘭方医、蘭学者として蕃書調所、開成所で教授を勤め、英語、ドイツ語などにも先鞭を付けた。彼は、維新後、沼津で陸軍医師となり、明治二年八月には、新設された沼津病院頭取となっている。前述したが、副院長格に林洞海が就任している。彼らのもとに佐倉順天堂で学び、幕府歩兵屯所付医師となった三浦文卿、幕府奥医師桂川家八代目当主の桂川甫策などが教員を務めていた。後述するが、これら施設、および人材はまもなく新政府に吸収されたため、この病院の実態も、明らかでない（沼津市明治史料館『沼津兵学校』）。

考えてみれば、静岡藩の場合、江戸から転封され、七十万石に削封されたとはいえ、依然として大大名である。明治二年の官版資料によれば、当時最大の藩は加賀、金沢藩の百二万石、次いで薩摩、鹿児島藩の七十七万石、静岡藩は七十万石であるからなお三番目の雄藩である（宮武外骨『府藩縣制史』）。ちなみに、長州、山口藩は三十七万石である。経済的に、人材の面から、洋学を主体とし、新時代を見つめた藩校、西洋医学の立ち上げに、他藩と比べもっとも恵まれていたといえよう。

金沢藩の場合

金沢藩は、寛政四（一七九二）年、文校として明倫堂、武校として経武館を設立した。明倫堂には、もちろん漢方であるが医学と本草学も正課とされた。また別に藩医、町医の有志に対し補習教育もした。天保十一（一八四〇）年には、新たに医師となるには明倫堂で試験を受けねばならないようになっている。

弘化三（一八四六）年、蘭方医黒川良安が、金沢藩侍医に迎えられた。黒川の指導で、安政元（一八五四）年には、藩は洋方兵術を採用し、さらに壮猶館と呼ばれる蘭学研修のための藩校が増設されている。文久二（一八六二）年には、同館で蘭方医学の会読が正課となった。漢方は明倫館で、蘭方は壮猶館で教授し、それぞれで試験が行われている。また、種痘所「反求舎」が設立され、急速に種痘が普及した。慶応元（一八六五）年には、約五十名の藩士子弟が洋学、洋方医学を学ぶため、長崎に派遣されている。慶応三年には、学生の医学実習所として卯辰山養生所が開設されている。金沢藩は、徳川幕府時代、幕末まで藩の医学教育が特に充実していた例であろう（『金沢大学医学部百年史』）。

なお、黒川良安（一八一七―九〇）は、富山の生まれで、文政十一（一八二八）年、十一歳の時から父親に従い長崎に学び、父親の帰国後も長崎に残った。シーボルトにも接し、通詞吉雄権之助、高島秋帆などにも学んだ。その後江戸に出て坪井信道の塾に入り医学をさらに学び、五年も塾長を務めた。長州の蘭方医青木周弼、杉田成卿などとも親しい。藩主に従い江戸滞在中には、幕府の蕃書調所教授手伝も務めている。

もちろん倒幕派ではなく、また公議政体派でもなく、その態度をはっきりさせなかった曖昧藩と宮武外骨（『府藩縣制史』）が分類している金沢藩は、慶応四年一月十九日になって勤王を決定している。藩主前田慶寧は、将軍家斉の娘を母としている。同年四月十五日朝廷の命令を受け、戊辰越後戦争に派兵している。

この参戦は、北越でのウィリスによる戦陣医学、西洋医学を実際に見学する機会となり、藩内洋方医学の発展に大きな意義を持った。戊辰戦争から卯辰山養生所に帰還した戦傷者に、従軍した藩医が下肢切断を実施し成功したという。

明治元年十月、黒川良安は、藩命で長崎に赴き、マンスフェルトの教育をみ、医学校、病院の仕組みを視察した。マンスフェルトの講義録など医学書、医療器械、人体解剖模型であるキュンストレーキなどを購入、明治二年五月に帰藩している。明治三年には、黒川良安らが、従来の医学校を、西洋医学のための医学館およびその付属養生所に改組し、家老津田玄蕃邸を医学館として医学生をここに収容し、その付属病院を一般患者の治療所とした。従来の漢方医学と蘭方医学の並立でなく、完全な西洋医学への転換である。この転換には、慶応四年三月の御所への西洋医学の導入、御所への西洋医雇用、官軍傷病兵治療のための西洋医学の導入など一連の布達に加え、明治元年十二月のわが国初の医業取締の布達が決定的な要因となっている。

同校では明治四年に、ボードウインのオランダ陸軍軍医学校の教え子スロイスを雇い入れた。彼の雇用には、明治二年オランダに派遣された金沢藩士伍堂卓爾が大きな役割を果たした。伍堂は、慶応元年長崎に派遣された留学生の一人で、マンスフェルトについて西洋医学を学んでいた。黒川良安が明治元年十月、長崎に出張したとき、金沢に招請すべき蘭方医を見つけるために、伍堂は藩命で、長崎からオランダに派遣された。伍堂は、慶応二年、緒方、松本とともにオランダ医学留学をし、当時オランダに滞在していた福岡藩の赤星研造、武谷椋山の助力をえてスロイスに逢うことができている。

金沢藩は、彼のため三年の契約、月給四百ドル、支度金八百ドル、旅費七百ドルを出し、異人館と呼ばれた新しい邸宅を用意した。外務省がこの契約を承認したのは明治三年十二月で、彼が金沢に着任したのは明治四年三月である。人格、医術に優れ、よく仕事をし、学生、患者にも評判がよかったとのことである。スロイスはユトレヒト陸軍医学校のカリキュラムに倣って学則を改め、予科、本科を定め、外国語以外に理化学など基礎学科の重要性を強調した。彼も解剖の講義に人体解剖模型のキュンストレーキを使用している。解剖、病理、生理、外科、健康、舎密、薬剤、処方集など多数の講義録が残されている（津田進三「金沢医学館と蘭医スロイス及びホルトマン」）。スロイスの金沢赴任に際して、前述の武谷椋山が、通訳兼教師として金沢に一緒にきている。

慶応元年に立ち上げられた当藩の洋学については、なお検索を必要とするが、維新後のその実態を明らかにすることはできなかった。

熊本藩の場合

開明的思想家であり熊本藩士である横井小楠は、維新早々から参与として新政府に招かれていたが、藩内では勤王か佐幕かの議論が尾を引き統一が遅れた。新政府の副総裁岩倉具視から、東北戊辰戦争への派兵を求める二度の召状を受けながらも、藩内にはなお会津を助けようとする一派が主流を占め、藩主細川韶邦の周囲を固めていた。後述する明治二年の版籍奉還を契機に、新政府から藩政改革（諸式の近代化、兵制の洋式化）を求められたが、熊本藩ではなお旧派が抵抗を示した。徳川三百年間の恩顧に、佐幕の藩論が強かったのである。藩としては蘭学を全く導入しなかったほどの、伝統的保守主義が維持されてきた。横井小楠の弟子たちに支えられた藩主の弟護久、護美が改革の努力を進め、明治三年五月藩知事が韶邦から護久に代わり、護美が大参事に就任して、改革へ歩みだした。徳富蘆花が「肥後の維新は明治三年に来た」と述べているのはこの辺の事情を指している。

熊本も五十四万石の大藩である。藩の方針が決まれば、動きは早かった。いや、遅れた維新の近代化を取り戻すべく、積極的に西洋文化の導入を図らなければならなかったともいえる。細川護久は藩政改革の一つとして、宝暦年間に藩主細川重賢（一七二〇―八五）により創立され、維新まで実際にその活動を続けてきた、儒学を主体とした藩校〝時習館〟、同様に伝統のある漢方の医学館〝再春館〟を廃止し、洋学を主体とする〝熊本洋学校〟〝熊本医学校〟に改変した。

なお、再春館の設立は幕府の医学校躋寿館（明和二［一七六五］年設立）より十年古く、本道（内科）、眼科、児科、婦科、口科、鍼科、按摩科などを三年で教育した。しかし、再春館の医学教育は、他藩と異なるいくつかの特徴を持っていた。その一つは、後述するが南蛮流外科が漢方医学の教育の課程の中に取り入れられていたことである。また、士、農、工、商の階級の区別なく、医道に志あるものに医学館の門を開放していた。さらに、学習課程での試験および開業後の医師の検定試験を定期的に実施した。成績の悪い医師は再春館に召集して再研修を命じた（『熊本市医師会史』）。

前述の再春館の漢方医学教育に特色を加えていた熊本の南蛮外科には、二つの流れがある。その一つに代々鳩野宗巴と名乗った医家があった（昭和四十年まで続いたとのことである）。初代宗巴は長崎出島のオランダ商館に出入りして、十七世紀中期、国禁を犯して南蛮（オランダにともいう）に渡航、医学を学んだ。帰国後、長崎出島のオランダ商館にとどまり、商館医カスパルらについてさらに医学を研鑽した。大坂で名をなし、細川侯に招かれ熊本に移り住んだ。代々屋敷を賜り宗巴を襲名、医院、家塾を経営、医生の養成に努めた。八代宗巴は、慶応四年の上野戦争、また西南戦争で政府軍、西郷軍の傷兵の治療に貢献した（熊本日日新聞連載記事熊本百年の人物誌(24) 昭和四十三年一月）。

もう一つは、肥後宇土の出身の栗崎道喜の流れである。彼は天正十八（一五九〇）年、豊臣秀吉の晩年に九歳でルソンに渡り、当地で南蛮外科を学んだ。元和三（一六一七）年、身につけていた村の神社のお守りのお陰で、キリシタンでないことを認められ帰国できた。再春館御目付の役に就いた熊本藩医内藤宗的が二代目栗崎道有に学び、また四代目の栗崎宗節が熊本に移り南蛮医学で細川家に仕えている。

再春館の医学教育では漢方医学に加え外科学が取り入れられていたと前述したのは、これらの歴史的背景による。この南蛮医学があったから、熊本藩は無理に蘭方医学を取り入れなかったのではないかとするものもいる(池田哲郎「熊本藩の蘭学」)。しかし、十七世紀以前に学ぶ機会を持ち、その後何らリフレッシュされることもなく一医家の秘伝として伝え続けられたものである。十九世紀の西洋外科学と同じものとはとてもいえまい。熊本で公式に西洋医学が活躍し始めたのは、維新以降である。

洋学校、医学校の開校に先立ち、熊本城の一角古城《ふるしろ》、現在の県立第一高校の敷地に、熊本洋学校、同教師館、熊本医学校、洋式病院、同教師館が建築された。敷地の名をとり、熊本医学校は別名古城医学校とも呼ばれる。

熊本洋学校――熊本洋学校の設立には、当時病気でアメリカ留学から帰っていた横井小楠の甥、横井太平が大きな役割を果たした。彼は、今後の人材育成は洋学によるべしという意見具申を強力に行った。しかも、〝熊本洋学校〟の教師としては、アメリカから退役将校を招請すべきだと強く提案した。これの提案が入れられ、太平は病身にもかかわらず長崎、東京間を奔走した。太平の恩師のフルベッキの推薦によるアメリカ人退役将校ジェーンズが、教師として、明治四年八月に着任した。この時は、太平はすでに病のため死亡していた。退役将校とは奇異に思うであろう。これには熊本藩自体で兵制を改革したいという考えがあり、さらに新政府からも明治二年に兵制の洋式化が求められていたからである。もっとも、ジェーンズ着任時には、新政府の布達で各藩での兵員養成は禁止され、彼の退役将校としての

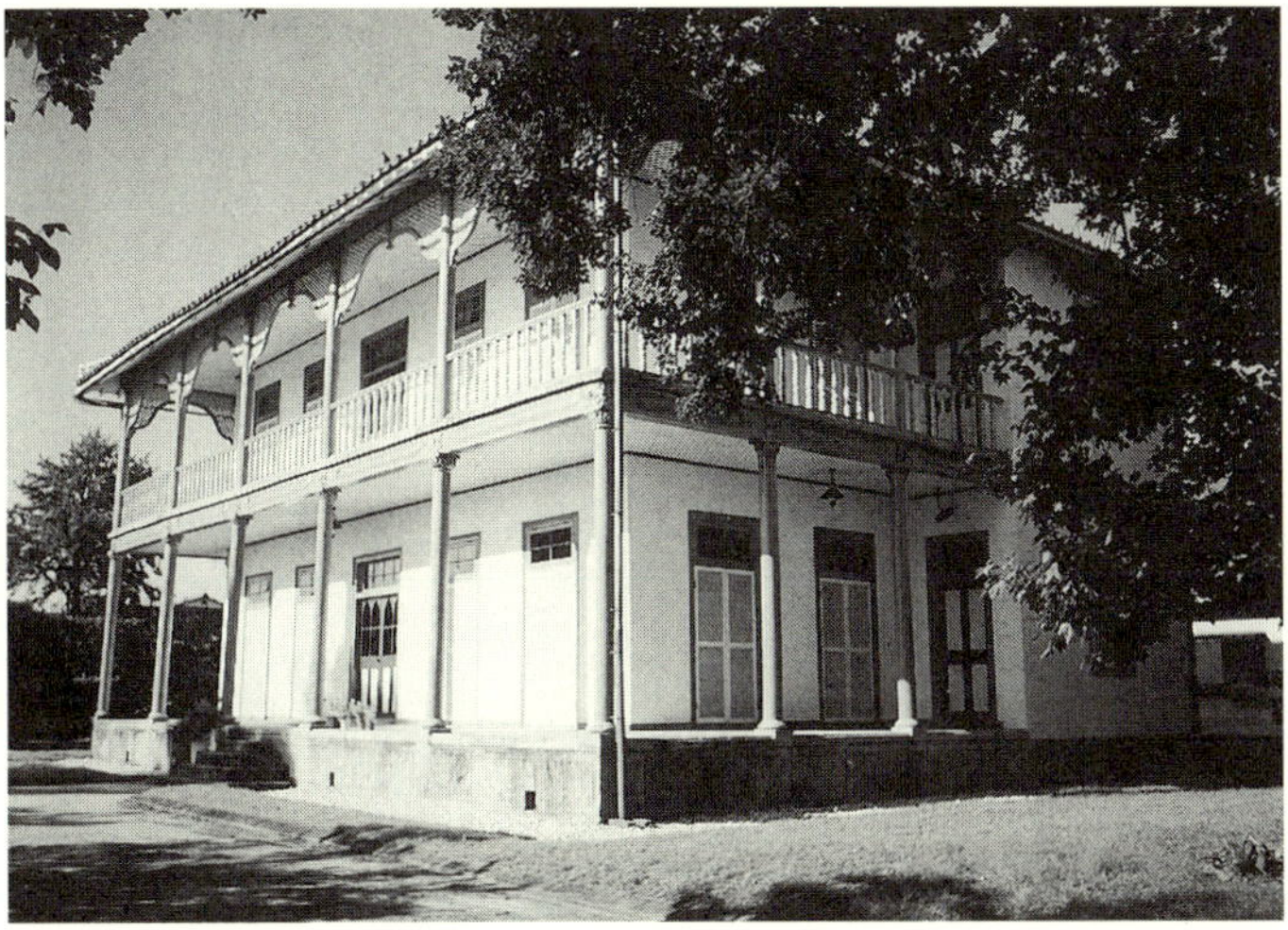

ジェーンズの住んだ教師館

これらの建物は、熊本では初めての、日本では長崎のグラバー邸に次ぎ二番目の洋式建築といわれている。しかし、イギリスから招いた紡績技師のため慶応年間に建てられた鹿児島の異人館、前述の福井、金沢の外国人教師館など、いずれも長崎のグラバー邸には遅れようが、外国人教師を招聘した諸藩に、明治の初めに、この式の西洋家屋は建設されていた。

能力は発揮されなかった。

洋学校で、ジェーンズは、彼が高く評価していたアメリカ士官学校の教育法、イギリスのラグビー校の教育法を基本的教育法として取り入れた。初年度は、県下の秀才四百名が応募し、その中から四十六名の入学が許された。学生は全寮制で、日夜教師と生徒の接触が図られた。厳しいが充実した教育が英語で、通訳を介することなくジェーンズと学生の間で直接に行われた。字母二十六字だけに二十日間を費やし、綴書(spelling)を六カ月も続けて暗記させるという徹底さであった。ジェーンズは、日本語を理解しようとしなかった。教師が日本語に通じれば、生徒の英語の上達に害があると考えた。もちろんのことであるが、当初は非常に苦労した。しかし、「丸一年で、各生徒共大抵の通用語は、英語にて自由に話しうる様に相成候」とのことであった。ジェーンズの強い指導力で、極めて充実した教育となった。まさに、典型的な正則の教育である。

熊本バンドで知られるが、ジェーンズに洗礼を受ける学生がでて、彼の熊本滞在延長は拒否された。明治九年までのほんの五年間の教育であったが、徳富蘇峰、京都同志社大学の創設にも関与した宗教界の大物海老名弾正、東京農業大学初代学長横井時敬など、明治期の多くの人材が輩出された(ジェーンズ『熊本回想』)。

熊本医学校——一方、医学校には、長崎医学校から蘭方医吉雄圭斎が院長として招聘され、同じく蘭方医である藩の寺倉秋堤が教頭、内藤泰吉、奥山静叔が助教になった。熊本洋学校へのアメリカ人教師招請の動きもその契機となったのであろう、彼らは医学校充実のため、長崎精得館で活躍していた蘭医マンスフェルトの招請に奔走した。明治四年四月、長崎医学校との契約を終えたマンスフェルトが熊本に着任した。

医学校では、医業の世襲の禁、身分にとらわれない医学教育という藩の新しい方針が打ちだされ、あらゆる階層から希望者が応募してきた。教頭の寺倉は、長州で青木周弼、江戸で坪井信道について蘭学を学び、長崎でオランダ商館医モーニッケに種痘法を習っている。内藤は横井小楠の弟子で、医学を寺倉に、慶応元年には長崎でボードウインに学んでいる。奥山は、天保八年緒方洪庵の適塾に留学、塾頭まで務め、肥後西洋医学の鼻祖といわれている。このほか、ポンペに習った高橋春圃、その子でボードウインについた正純、その弟で長崎精得館でボードウイン、マンスフェルト、ハラタマに就学した正直、もともとは漢方医であったが佐倉で佐藤尚中についた田村文基など有能な蘭方医が教員として参加した。

明治四年四月マンスフェルトの着任時、百三十二名の学生がいた。マンスフェルトは学生をこの限りとして、全寮制で三年間継続的に教育することにした。「教師は学校にて直ちに学生を医師に仕立てるものではない。学生をしてその研究上、行くべき道を指示し、且つ学生自ら研究すべき方法を教するものである」と、今日の教育者にとっても耳の痛い教育理念で教育した。教科はオランダ語、物理学、解剖学、組織学、顕微鏡学、生理学、病理総論、内科学、外科学である。西通弁、高橋助教により口訳、田村（文基）の筆記、後でマンスフェルトの手録と照合して日講筆記録を作り出版、生徒の復習用に供した（山崎正董『肥後医育史』）。洋学校のジェーンズと同様、限られた期間での医学教育であったが、東大医学部衛生学初代教授、医学部長も務めた緒方正規、同産婦人科教授濱田玄達、そして北里柴三郎などが育った。緒方、濱田はマンスフェルトの教育を一年受け、明治五年新たに募集された大学東校の試験に合格、東校に移った。北里はマンスフェルトの熊本での教育が終わる明治七年六月までマンスフェルトに師事し、ついで東大に入学しているので、三年遅れ、明治十六年東京大学医学部卒業である。

●幕間Ⅵ マンスフェルトが活躍した熊本医学校付属病院

若干紙面が膨れるが、マンスフェルトが臨床教育を実施した古城医学校付属病院の様子をここに紹介しよう。明治初頭、日本での外国人医師の診療活動、医学教育の一部を窺うことができ、読者にも興味深いことと思う。この記述は、熊本医科大学学長山崎正董氏が昭和四年に刊行した『肥後医育史』から引用させていただいた。

「……先ず大玄関を上れば広き畳敷で、ここは受付兼患者控室である。ここにて初診と再診に分ち、初診者には帳簿に住所姓名年齢等を記さしめ、且つ同様に記したる木札をわたす。患者はこの木札を持ちて左方の入り口より外来患者診察室に入る。大机の横に列居せる医員に木札を示せば、医員は之を外来診察簿に記入し、予め症状につき診問し、所謂予診表を整えて教師来るを待たしめる。もし患者が眼科に属する時は、まずその入口の内壁にかかげられたるスネルレン氏視力表によりて視力を検査し、もし耳

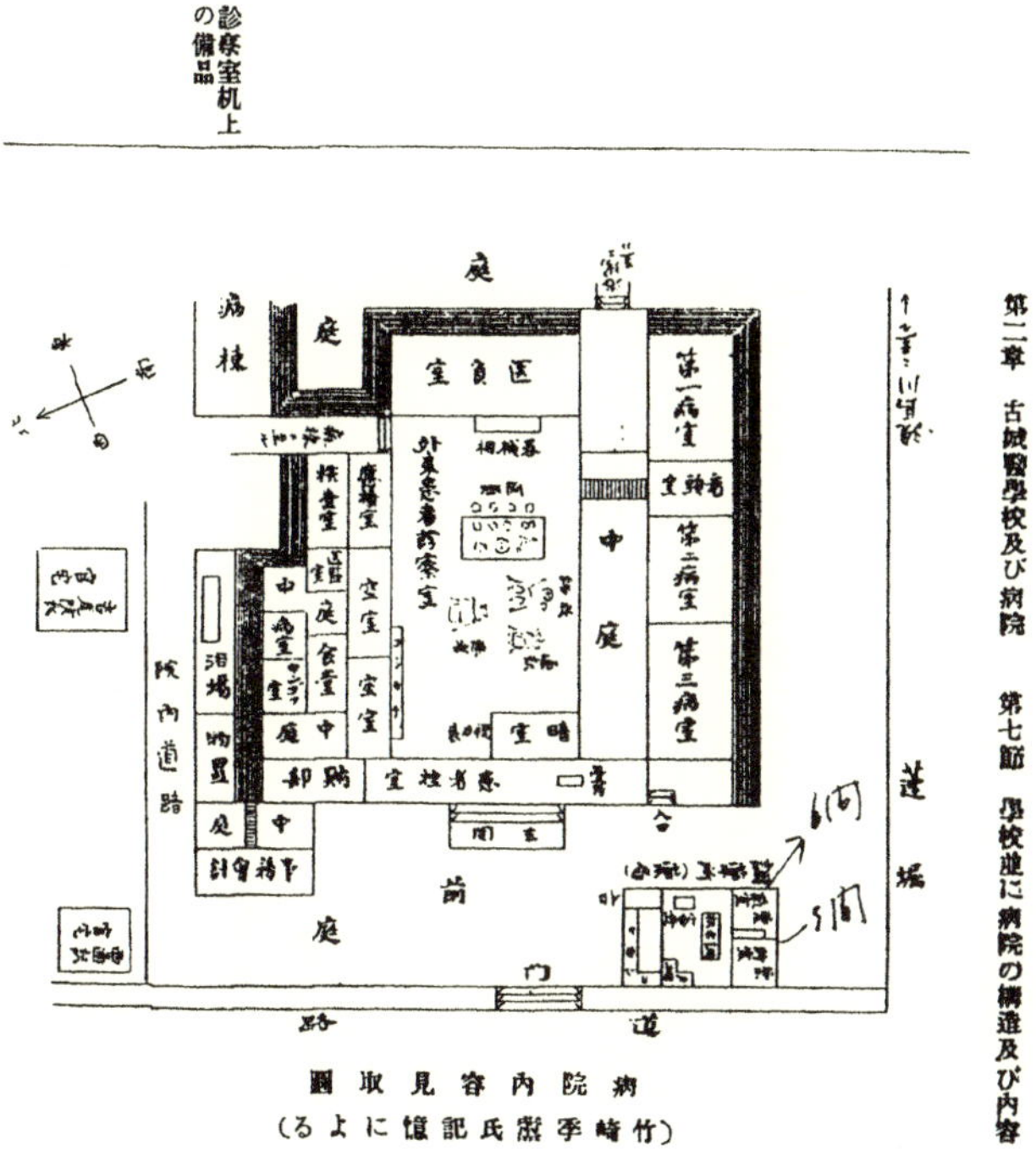

古城医学校病院内容見取り図
（『肥後医育史』p352より）

科患者なれば聴力を検して予診表に書き添え教師診断の時に之を呈する。再来患者は予診を要せず、控席にありて其の順をまつ。診察は到着順なるも、急症及び重症はこの限りにあらず、症状によりては予診を略して教師直ちに診することもある。

診察室の机上には、患者日誌、処方箋、理学的診断用器械並びに臨時用として耳鏡、鼻鏡、打診器、ルーペ反射鏡、柄附小反射鏡、〃メーテル〃帯尺、ベロック氏管、套管針、吸角、血角、酒精ランプ等箱に入れ備えられてある。その他の器械は東側の戸棚に入ってをる。教師診察の時は、医員は机側に列び、教師の側には常に通訳ありて、患者との間に立ちて症状に関する相互の問答に遺憾なからしめる。而して眼科の患者にあって暗室の療法を要するか、又は婦人患者にして内診を要する場合は、教師は一般診察の終わるまでこれを待たしめ、後に之を暗室又は検査室に伴い、専門的に診察すると共に、医員をしてよくその症状に通暁せしむべく懇切に指導した。

診察室の南側中庭に面したる処は、凡て硝子障子で採光の便最よろしい。中庭に架橋あり、看護室に至る。看頭は生徒の内から命じられて居るが今日の看護婦長及び看護婦の役目をなすものである。看頭室の両方は共に病室になっている。診察室の東裏は医員室で北側は一部は壁、一部は唐紙にて内は応接室で、その応接室と並び診察室の北側に空室が二つある。その空室は時に手術室に使用することもあるが患者付添人の控へる場所に充てていた。診察室の北端より段落となり、長廊下につづきてまたここにも病室がある。段落の所に天井より梵鐘が釣り下げられてある。教師又は助教之を鳴らして回診の相図とする。回診はその日の都合により南北両方の病室共に之をなすこともあるも、或は一方のみにて止むることもある。但し重症患者を見舞わない日はない。

北廊下の西側に検査室がある。それは多くは婦人の内診室に用ひるが時に手術室に使用することもある。その空室の隣に医監室があり、それと中庭を隔てて病室と看護婦室がある。この病室は婦人患者専用のもので、看護婦室の南に並びて食堂あり。

暗室は診察室の西南隅入り口の横にある。室内にはトーボル氏〝ランプ〟を一個の机上に置き、検眼用中央有孔反射凹鏡に小両凹凸〝レンス〟を鏡面辺縁の接着部に取付け、関節的に鏡裏面に或は接着せしめ、或は遠ざけ得る様装置しありて、臨時必要に応じて交代せしめ得るやう尋常使用せらるる検眼鏡をも備付けあり、又人工眼も練習用として備えてあった。其の他有孔大凹反射鏡一個、柄付小凹反射鏡（即ち咽頭鏡）三個許これは口腔、咽頭等の検査用に供したものである。又舌押へ（金属製）数個、〝コップ〟、水差、鑷子、瞼毛鑷子、綿織糸若干量等もこの室に用意してあった。又遠近検定眼鏡一具をも必要として備へてあった。殊に眼科全般の手術器械は最精巧なるものだったが、蓋しマンスフェルトは眼科が得意だった為に此等の精巧な器機を多く整えたのであろう。

以上は病院本館の内容であるが、前庭の西、本門を入りてすぐ右に洋館式の建物がある。これ即ち調薬所で所謂薬局である。間口三間奥行六間許の建物で、入口は東北に向って開いて居る。診察の終った患者は医員の渡せる処方箋（もし水薬なる時は受付にて求めたる薬瓶と共に）をここに出す。戸を入れば土間の控室がある。広間は総て板敷で、薬棚あり、調合机あり、審査机がある。窓は総て西洋式であった。ここに老巧なる医員二人来て、審査机によりて学生を指揮し示導して調剤せしめる。調剤あやまりなきにいたれば〝調合申附〟との辞令を授けられる。即薬剤師としての資格が出来たのである。広間の南に二室あり、右なるは製薬丁幾類の貯蔵室で、左なるは煎薬製造調合室である。この室西側壁附きに西洋〝ヘッツヒ〟を築き、二個の竈を据え付けてある。また鍋其の他の器具が薪炭と共に用意してある。」

このようにみてくると、熊本への西洋医学の定着は順調なようにみえるが、庶民の反応は複雑であった。病院を訪れる患者が藩公の側近を含め増えるにつけ、漢方を主体とする藩医学校を閉鎖された漢方医、新政治に乗れない士族たちが手を組み、公然と西洋医学を非難した。「眼病人を暗室に連れ込み、生肝を抜く」などのいろいろの流言を飛ばし、病院の横を流れる洗馬川に船を浮かべて、悪口を怒鳴りながら騒ぎ立てるなどの行為も一時的であるがみられた。

岡山藩の場合

池田家三十一万五千石の岡山藩には幕末にも、医学を教える藩校は存在しなかった。しかし、岡山およびその周辺は、蘭学という点から注目すべき人材を、多数輩出した地域である。宇田川玄随は、『解体新書』の刊行に大きな役割を果たした桂川甫周に薫陶されたが、岡山の北東に位置する津山藩の出である。彼は、わが国最初の西洋内科書である『西説内科撰要』など多くの重要な医学書の翻訳に関わっている。その養子宇田川玄真（榛斎）、三代目榕庵とともに、十九世紀前期のわが国の洋学に大きな貢献をした。

玄真の弟子である箕作阮甫は、玄随同様津山の出で、前述したように、幕府に呼び出され、幕府開成所の萌芽である洋学所創設に関与した。さらに、津山からは、津田真道が出ている。彼は、前述してきたように、幕府末期から維新にかけ、わが国の近代化に大きく貢献している。

岡山市に西北から接するように位置する足守は、緒方洪庵の出生地である。適塾でその後の日本を背負った多くの若い洋学者、蘭方医を訓育したことは多言を要しまい。自身は、文久二（一八六二）年、請われて幕府医学所二代目の頭取を務めている。宇田川、箕作は遠く江戸を活躍の場としたが、大坂の緒方のもとには、この地から四十七名もの若者が留学している（『岡山大学医学部百年史』）。維新後、岡山での洋学、西洋医学の立ち上げにも、緒方の訓育を受けた若者が活躍している。大坂への留学の容易さが、幕末当時、藩独自の医学校を必要としなかった理由であるのかもしれない。

石井宗謙、児玉順三、石坂桑亀は岡山周辺の小藩の出で、シーボルトの訓育を受けている。石井のもとで、シーボルトの娘「おいね」は産婦人科学の指導を受けた。適塾に学び、洪庵に推薦されて幕府医学所の教員に就任、以後東校の教員も務めた石井信義は宗謙の長男である。

慶応三（一八六七）年になって、藩医学館設立の議が藩医に諮問された。漢方、洋方医それぞれ意見を提出したが、この時は戊辰戦争の勃発と岡山藩参戦でその機運は頓挫した。

前述の諸藩に比べれば遅れたが、諸藩と同じように、新体制をにらんで明治元（一八六八）年十月、兵学館とともに医学館設置が計画された。明治二年十一月藩医田中玄順、中村謙輔、明石退蔵、いずれも緒方洪庵の弟子が、医学館設立準備の御用掛に任命された。当時、長崎、精得館に遊学していた好本純蔵は、開設準備のためオランダ語医書、医療機器購入の上帰国を命じられた。明治三年三月になって、藩主である池田章政藩知事は、前述の明治元年十二月の医学に関する太政官布達を藩内に通達して、「朝廷でも西洋医学を取り入れ、西洋教師を雇い入れた。この朝意を奉戴して医学館の充実に努める」という告知をしている。漢方医学との従来の軋轢にとらわれず、西洋医学教育を充実させようという姿勢を示したのである。なお、同年四月、岡山藩は鈴木栄軒らに種痘館準備を命じ、五月一日除痘館が開設された。

岡山藩でも、西洋人医学教師を雇用することを急務と考えた。明治三年三月明石退蔵は、大阪で大阪病院の医学教師ボードウインと会い、その甥である、当時大阪にきていたオランダ陸軍二等軍医ロイトルを、向こう三カ年招聘する契約を結んだ。教員としては、前述の田中、中村、明石のほか緒方洪庵の弟子の津下精斎、岡野松三郎、明石退蔵の門弟で長崎精得館に長く遊学した前述の好本純蔵などが指名された。

当時の岡山藩は、他藩と同様藩政近代化への激動の時代であった。近い将来の廃藩置県には思いも及ばない中で、軍事・民政の両面に対する膨大な支出に加えて、小さくはない外国人医学教師雇用費を計上した。

明治三年五月、若年藩医および藩医の子弟六十名が入塾している。医学館および病院維持費として、岡山藩知事は米五千俵を支給している。六月、緒方らの大阪病院へ医学修業に行っていた前川準に伴われ、オランダ人医学教師ロイトル、通訳の高橋鼎蔵が大阪から着任している。ロイトルの場合もその岡山滞在中には、常時二—五名の侍が護衛としてついていた。

医学館でのロイトルの講義としては、解剖学、人身究理学、薬剤学、病理学、内科学、包帯学、外科学、眼科学、産科学、中毒学が企画された。ロイトルの処女講義としての解剖学は、高橋鼎蔵通訳で行われ、その骨子が早くも七月には岡山藩医学館から『解剖紀聞』として木版印刷で二冊発行された。同六月には、医学館と通路一つを隔てた台崇寺に病院が設けられ、ロイトルは毎日朝八—十時までの講義をおえて、病院で診療を行った。当時、受診する患者はなお多くはなかったようである。前述の教員の一部は、病院での診療にもかかわった。同時に、種痘の普及も藩内に積極的に図られた。藩医学館は教師および生徒のために、和書百四十冊、外国書百二十四冊を購入している。これらは、現在も岡山大学医学図書館に収蔵されている。

明治四年七月、廃藩置県の命をみるまえに、ロイトルは契約の任期途中で、通訳の高橋鼎蔵を伴い大阪に帰っている。ロイトルの人となりについては、石田純郎の『江戸のオランダ医』に詳しい。ロイトル帰阪後は、日本人教師により医学教育、診療が行われた。

兵学館は陸軍将校の養成所として設立された。歩兵、騎兵、砲科など各兵科に分かれたが、翻訳書による専門兵科のほか、数学、英学、仏学、歴史などが教授された記録がある。このために、外国人教師が招聘されたという記録は見つけることができなかった。

福井藩の場合

福井藩主松平慶永（春嶽）は、開明的で、洋学、西洋医学の導入に積極的であった。嘉永四（一八五一）年に、藩士橋本左内、宮永欣哉などを大坂の適塾および江戸で蘭学を学ぶために留学させている。慶永はまた、維新当初新政府の参事に呼び出された熊本の儒者横井小楠を、安政時代から度々自藩に招き、自身その指導を受けている。橋本左内は、安政三（一八五六）年には二十二歳で藩校の蘭学掛に就任している。将軍継嗣問題で慶喜擁立をすすめる藩主慶永の命を受け奔走、井伊大老に捕らえられ、安政の大獄で処刑されたのは周知のことである。なお、維新当初、新政府の参事として呼び出され、財政担当を命じられ、また「五箇条の誓文」の原稿を起案した由利公正も、橋本左内と親しく、同じく小楠の指導を受けた。

安政二年には、藩校明道館の正科として蘭学科を設け、江戸の蘭学者であり蘭方医でもある坪井信良を講師として招聘している。また、慶永は、アメリカを高く評価し、長崎でフルベッキに英語の教育を受けた藩士日下部太郎を慶応三年アメリカに留学させた。同年、武器購入のために佐々木権六もアメリカに派遣している。なお、ほぼ同時期に、横井小楠の甥左平太、太平兄弟もフルベッキの紹介でアメリカに留学しているのは先に触れた。

このように開明的な藩主に恵まれた福井藩は、維新に入るや、藩の新しい教育を立ち上げ、新政府の南校、静岡藩の静岡学問所と同じように、早速英語を話す外国人教師を求めた。福井藩の場合も、明治二年早々に長崎から東京に移ったフルベッキにその教師紹介を依頼した。彼は、当時日本国内に居住し、日本語を話せるイギリス人ルセーを英語教師として、また、前にも触れたアメリカのグリフィスを理化学教師として紹介している。

グリフィスは、まさに外国から招聘したわが国第一号のお雇い外国人である。前述した日下部および小楠の甥左平太、太平は、共にラトガース大学グラマースクールで学び、グリフィスの指導を受けている。残念なことに、日下部はラトガース大学卒業直前に病死したが、極めて優秀で、同大学のファイ・ベーター・カッパ賞を日本人として初めて受賞している。グリフィスは、福井に着任したとき、同賞を日下部の両親に手渡している（W・E・グリフィス『明治日本体験記』）。

グリフィスが、福井に到着したのは明治四（一八七一）年三月で、当時の福井藩知事は慶永の息子松平茂昭である。グリフィスは、彼の体験記に、赴任当時の福井藩藩校の教学の内容も紹介している。学生数は約八百人、英語、中国語、日本語、医学、兵学専攻に分かれていた。科学、兵学関係書には英書、米書も備えられていた。

グリフィスが赴任したときは、数百人の学生が教師とともに床に胡座をかき、読書、暗記、書字の練習をしていた。学生はまじめで、覚えもよく、勉強もよくしたのに驚いたと記録している。化学の大事な実験の時、大講堂は学生だけでなく藩の役人まで多数参加した。彼は毎日学校に六時間滞在したという。

グリフィスのために新しく建てられた洋館の宿舎（彼の著書『ミカド』にはそのスケッチが描かれているが、前述した熊本洋学校教師ジェーンズのために建てられた家に似ている）には、夜間、青年、教師、医者、一般の市民の有志が授業を受けに集まった。もちろん、二、三人の通訳の出席を要請しての授業であったが、自由な質問を歓迎した。彼が福井を去るまで、この夜の集まりは続いたという。

グリフィス着任後まもなくの五月十六日には、藩の公費で藩士山岡次郎が、ニューヨーク、コロンビア大学鉱山学部、同じく藩士木滑貫人がニューヨーク州、オルバニーのユニオン大学へ留学を命じられている。

福井における西洋医学には、伝統がある。当地の洋方医学の先駆者は、町医笠原良策（白翁）といわれている。彼は偶然巡りあった蘭方医から洋方医学の優れていることを学び、仲間を誘って一緒に研究した。笠原は天保十一（一八四〇）年京都に上り、前にも触れたシーボルトの弟子である日野鼎哉の門に入った。また、京都の小石元瑞、新宮凉庭にも学び、福井に帰り洋方医学を広めた。なお笠原は嘉永元（一八四八）年、牛痘苗輸入を藩に懇請した。前述したように、同二年、京都の日野の所で佐賀藩からもたらされた蘭医モーニッケ輸入の痘苗を入手した。痘苗輸送のため、種痘直後の小児を伴って冬の北陸街道を山越えするなどの困難を冒して、痘苗を福井に持ち帰り、除痘館を設立して種痘を広めた。藩主松平慶永が坪井信道を藩校に招聘し、橋本左内らを大坂緒方洪庵の適塾に留学させたのも、元を正せば笠原良策の活躍によろう。

安政五年からは藩医半居仲庵、左内の弟橋本綱維、綱常など有能な青年医師たちをポンペ、マンスフェルトの指導を受けさせるべく長崎に留学させている。また、長崎出島のオランダ商館を通じて、フランス製の人体解剖模型キュンストレーキを教材として購入するなど、藩医学校の洋方医学の充実に努めている。現在も福井市郷土歴史博物館に、その男女一体が展示されている。

明治元年には、医学校済世館を充実、医学の課程を功級、中級、上級に分けている。功級では、人体解剖学、顕微鏡解剖学、健康人体生理学を、中級では病理学、内科治療学、外科学、眼科学、産科学、嬰児学、病態解剖学を、上級では薬剤学、中毒学、包帯学、摂生学をその課程と定めている。当時のわが国では、長崎の医学校と並び、第一級レベルの医学教育システムといえるのではないだろうか。

外国人教師の招聘は実現していない。この医学教育を担当したのは、半居仲庵、橋本綱維、綱常、高桑実ら藩の医学校で学び、その後長崎に留学した藩医のようである。なお、前述の橋本兄弟は、戊辰戦争越後口官軍軍医として、頭取赤川玄櫟を助けている。

同三年には、西本願寺別院内に病院を設立、さらに複数の診療所を城下に設けている。病院内には解剖所が併設されていた。なお、福井藩での解剖の歴史は文化二（一八〇五）年まで遡り、文久二（一八六二）年までで六体の刑死体について行われているという（笹岡芳名「越藩以来の福井医史」）。蘭書であるが、医学と科学の書籍もかなり集められていた。なお、福井での医学教育に関してのグリフィスのコメントは、彼の著書にはみあたらない。

最初は、理化学教師であるグリフィス、英語教師ルセー以外に医学教師、兵学教師の四人の外国人を招請する計画であった。そのための洋館も建設の予定であった。しかし、後述する廃藩置県のため、医学教師、兵学教師の招聘はついに実現しなかった。どこの国の医学教師を呼ぶことを計画していたのであろうか、興味が持たれるが、その内容はわからない。

ルセーの場合も同様であったろうが、グリフィスの周囲には当時なお四人の両刀を帯びた屈強な武士が常時身辺護衛につき、学校への行き帰り、散歩、乗馬に同行していた。宿舎にも交代で当直していた。

維新後もっとも速やかに、自藩の教育を立ち上げたという点から、朝敵藩の代表である静岡藩、ついで、当時むしろ曖昧藩と受け止められた金沢、熊本などの大藩、そして公武政体派であった福井藩の諸藩をまず取り上げた。東征軍の軍隊に文字通り踏みつぶされた朝敵藩とされた会津、長岡藩の場合は全く異なる。

会津藩の場合

会津藩は、すでに寛文二（一六六二）年に南蛮流外科医を抜擢して奥医師とし、洋方医学採用の端緒を開いた。延宝二（一六七四）年講所と名づけた学問所を設立した。享和三（一八〇三）年には医学寮を設けて本道科、外科、小児科、痘瘡科、本草科に分け、各科に担当教官を任命、学則まで定めている。文化年間に横山周仙が長崎に遊学している。安政四年には蘭学所を設立、大坂、緒方の適塾で修業した吉川春英および江戸で伊東玄朴らに蘭方を学んだ藩医加賀山翼が帰藩して指導者となった。安政六年には所内に蘭方医学科が設立され、蘭方医学が盛んになる傾向にあった。しかし、新政府軍への抵抗という理由で藩は取りつぶされ、これらの医学教育は痕跡も残すことなく消え去ってしまった。会津籠城の際は、幕府医学校頭取松本良順が、医学所の弟子数名をつれて参加、藩医らに戦場外傷者治療の講義をし、また戦傷会津藩士の治療に貢献したことは先に記述した。

長岡藩の場合

長岡藩は越後諸藩の中でもっとも早く西洋医学の受容に関心を示した。享和三（一八〇三）年、江戸の大槻玄沢の芝蘭塾に藩医吉見元仙を、次いで山田順意、熊谷玄亮、吉見三良を続けて派遣している。天保年間には、伊東玄朴の象先堂に風間澹斎、内藤信斎を留学させた。天保三（一八三二）年に、藩内で男女の腑分けを行っている。家老河井継之介の藩内教育充実の方針を受け、医学頭取田中修道は、西洋医学一辺倒ではないが、嘉永六（一八五三）年医学教育機関として「済生館」を創立した。さらに、緒方洪庵の適塾に小山良運、吉見雲台、梛野《なぎの》謙秀を派遣している。ついで、吉見は長崎でポンペに、梛野は同じく長崎でボードウイン、マンスフェルトに教育を受けている。しかし、戊辰戦争でこれらの計画は全く破綻してしまった。

明治二年六月、前述の梛野、町医木村謙哉らは、戦乱で長岡藩士、その家族の衛生状況が極めて悪化していることに注目した。彼らは、当時長岡藩を管理していた長岡民政局大参事小林虎三郎に速やかな救護対策として医薬救済金を出すこと、また病院設立を建議した。しかし、新政府への抵抗で、七万石から二万五千石に削封された長岡藩からの救援は困難をきわめた。敗戦後の藩の再建の第一歩は教育の振興にあるとし、支藩峰岡藩から困窮している長岡藩士へ見舞として贈られた援助、「米百俵」で、小林が国漢学校の設立をすすめたのは有名な逸話である。慶応四年三月の新政府の西洋医学の承認から始まり、十二月の医業取締りの一連の太政官布達の詳細が明治二年十月に伝わり、今後は西洋医学が主体となるとして、明治三年五月先の国漢学校の中に「医学局」を併設した。梛野を西洋医学試補、洋学訓導心得に任じて、西洋医学による医学生教育を開始した。しかし、旧藩主である藩知事牧野忠毅は、明治三年十月廃藩置県に先立って藩知事を辞任、長岡藩は廃藩され柏崎県に編入された。

明治期、わが国の医療制度、医学生教育に大きな足跡を残した長谷川泰は、長岡の漢方医宗済の長男である。森鷗外の上司であり陸軍軍医総監になった石黒忠悳は、長岡の南、明治四年合併して柏崎県となった小千谷の出身である。

仙台藩の場合

仙台藩はもともとは六十二万余石の大藩である。藩祖伊達正宗は、江戸でスペイン人宣教師ソテロの診療を、身内の病気で実際にみる機会を持ち、当時の南蛮医学を高く評価し、彼を寵愛した。これが機縁となり、慶長十八（一六一三）年の支倉常長を代表とする使節団のローマ派遣が実現した。また東北の各地に、南蛮流外科が広がり、受け継がれる機縁となった（『宮城県医師会史—医療編』）。仙台のそれはもちろんであるが、前述した会津、一関などの南蛮流外科は、これを受け継いだものであろう。ローマへの使節団の随行者中条帯刀が、西洋式の婦人科中条流をわが国に導入した。ソテロ自身は、支倉についてヨーロッパに帰っているが、再度来日し、寛永元（一六二四）年、長崎で他の宣教師とともに、火刑に処せられ殉教している。そのような歴史もあって、元文元（一七三六）年藩校学問所が開設され、明和八（一七七一）年養賢堂と名づけられたときから、学科には蘭学が科目となっていたとのことである。しかし、医学が正式に取り上げられたのは後のことである。

養賢堂が開かれた頃、支藩の一関には、藩医として南蛮外科医の建部清庵がいた。彼は、『解体新書』を刊行した杉田玄白との間でオランダ医学、医学のあり方などについて書翰を交換し、先にも触れたが、有名な『和蘭医事問答』を遺した。その三男は、杉田玄白の養子伯元である。清庵の弟子大槻玄沢も、玄白のもとで訓育され、日本で初めてのオランダ語の入門書『蘭学階梯』を刊行するなど、わが国の蘭学、蘭方医学の発展に大きな貢献をした。玄白と清庵との交換書翰集『和蘭医事問答』は、伯元と玄沢が後にまとめたものである。

医学の洋学化の面のみでなく、工藤兵助、林子平も仙台藩で活躍し、日本の開化に貢献した。工藤は仙台藩医の養子で、江戸に出て中川淳庵、野呂元丈などの蘭学者と交わり、大槻玄沢を高く評価し、仙台藩に藩医として熱心に推薦している。新元会（玄沢が企画した西暦での新年会）などでロシアから帰った高田屋嘉兵衛と面識を得たのであろう、さらに、北蝦夷情勢、特にロシアの樺太、北海道での動きに深い関心を持った。天明三（一七八三）年『赤蝦夷風説考』を著して、時の老中田沼意次に建白し、蝦夷地巡見を実現させた。林は工藤とも親しく、〝江戸の日本橋より唐、阿蘭陀まで境なしの水路也〟の文章を残した『海国兵談』を著し、海防の重要性を強調した。

文化七（一八一〇）年になり、大槻玄沢の宗家、大槻平泉が養賢堂の大改革を行い、養賢堂の外に医学館と養生所を新設した。江戸の大槻玄沢も医学教育案を提起している。文政五（一八二二）年オランダ医学も正式に採用され、玄沢の弟子佐々木中沢が教授、「蛮社の獄」で自殺した小関三英が助教となった。本邦最初の、藩校における「西洋医学講座」であった。藩医の子弟は、医学所の考試を受け藩の医師として認定され、また町医も受講することができた。当時、仙台藩医百十八家のうち外科十七家のほとんどが南蛮流外科であったとのことである。しかし、その後人体解剖に関して漢方医学派との間で軋轢が発生、漢方を重視する幕府医官の圧力もあり、佐々木、小関は辞職に追い込まれ、一年余でオランダ医学教育は廃止されるに至った。以後、仙台では漢方医学が主流となった。このため、洋方医学を学ぶことを希望するものは、長崎、江戸、京都、大坂に遊学した。

シーボルトが、長崎、出島に赴任したのは一八二二年である。水沢支藩からの高野長英は、シーボルトに高く評価され、シーボルト帰国後は洋学、西洋医学に関する洋書を翻訳、さらに著述し、欧米文化の日本への導入に活躍した。彼は、小関三英、渡辺崋山らと「蛮社の獄」に巻き込まれたことは先に触れた。シーボルトの弟子の湊長庵は、石巻の出身である。その後、二十名近くの留学生が、大坂の緒方洪庵、江戸の伊東玄朴、さらに下って横浜のヘボンのもとに留学した。彼らが、藩費で留学したのかどうかは明らかでない。

前述した養賢堂では、医学館とは別個に洋学が講ぜられた。漢方医学との争いで、医学館での蘭方医学が閉鎖されてからは、洋学は養賢堂でもっぱら講義された（『宮城県医師会史―医療編』）。特に嘉永三（一八五〇）年、学頭に就任した大槻習斎は十六年間その任にあった。モーニッケがもたらした種痘が、嘉永五年仙台に広められた。大槻俊斎が、江戸の西洋医学所頭取に就任するなど、その出身者が活躍している。伊東玄朴に西洋医学を学び、幕府種痘所医師になった石川桜所も、養賢堂出身である。

仙台藩は、伊達正宗の時代から、このように蘭学、蘭方医学、さらに海外に深い関心を伝統的に持ってきた。しかし、奥羽越列藩同盟の一員に対する明治新政府の処分で、大幅に石高が削減され、その上藩内の政治的混乱でこの伝統は薄められた。維新から廃藩置県までの洋学、西洋医学に関しては、前述してきた大藩とは対照的に、仙台藩としては特に取り上げるべきものはみられない。

藩医で漢方医であった中目斎、石田真は、明治三年東校に留学している。東校の貢進生でないかと思われるが、藩費で派遣された。中目は明治四年六月、医学得業免許状を取得、少得業士となり文部省に出仕している。石田は、東校から横浜のヘボンのもとに移り、さらに勉学を重ねた。

新設された府・県の代表としての新潟

新潟地方は、高田（藩主・榊原）、長岡（同・牧野）、新発田（同・溝口）など十藩、佐渡の天領、港町新潟の直轄奉行支配地、さらに会津藩、米沢藩の飛地、旗本領、公家領など、経済的にはあまり恵まれない小さな区域に複雑に分割されていた。

慶応四（一八六八）年七月二十九日新政府による新潟、長岡の占領で、北越戊辰戦争は終わった。旧幕府領および佐幕同盟軍の藩領は没収され、府、県となり、高田、新発田など新政府側についた藩領はそのままとして残り、府、藩、県の三治制が成立した。これに先んじ、五月には新潟の直轄地を支配するために越後府が置かれ、山口藩の前原一誠が越後府判事に就任した。十一月に柏崎、佐渡を合わせ新潟府とし、明治三（一八七〇）年三月、水原、新潟が合併して新潟県となった。なお明治九年の相川県の合併、同十九年の東蒲原郡の福島県からの編入で、現在の新潟県の形になった。

府知事の英断によったものであろう、明治三年四月、新潟に新潟仮病院が設立された。院長に竹山屯が就任した。彼は、西蒲原郡の医師の四男、入沢恭平の甥で、安政五（一八五八）年、文久二（一八六二）年と再度江戸に留学した。文久三年、入沢が長崎、ポンペの医学校から帰国するのを待ち、入沢塾に入塾している。慶応元年再び江戸で、林洞海につき蘭学、医学を学び、同八月長崎、精得館に入学、ボードウィン、マンスフェルトに学んでいる。戊辰戦争で長崎からの帰国途次、京都で官軍方に徴用され、新発田の本営で官軍越後府病院頭取を務めた。

なお、入沢恭平は新発田の蒲原郡の医師で、自費で長崎ポンペのもとに留学し、帰国後新潟で入沢塾を開き蘭方医学を教えた。息子の達吉は、東大医学部、明治二十一年の卒業で、東京大学医学部第二内科の初代教授である。子供時代、神棚に掲げてあるポンペの写真を拝んで育ったという。新発田藩自体としては、蘭学にみるべきものがないが、入沢のほか桑田立斎が蘭方医として知られている。桑田も自費で、江戸の坪井信道の塾で蘭方医学を学び、江戸で初めての小児科医を開業、小児の種痘に専念した。幕命を受け、蝦夷でのアイヌへの種痘にも貢献している（桑田忠親『蘭方医桑田立斎の生涯』）。

新潟県内における医師養成の形態が近代化するのは明治六年以降である。それ以前の県下各地の医事情勢と医育は、それぞれの行政の実状を反映し、かなり異なっていた。藩として温存された高田藩では、戊辰戦争で、英医ウィリスの助手となった藩医瀬尾玄弘が、戦後自ら東京の大病院に学んだ。また、明治三年一月藩の学制副総裁が医学生を大学東校へ派遣すべしと強く献言したので、やっと医生が藩費で派遣されたのが実態である。当時新潟地方に存在した府、藩、県としても、すべて小規模のものであり、新潟県が主宰した新潟仮病院を除いては、とても期待されるべきものではなかった。

小藩、天領、旗本領が集まった各地は、同様な事態であったろうと考えられる。『千葉大学医学部八十五年史』にも記載されているが、房総三国には大藩はなく、数多くの小藩や天領に分かれていた。千葉大学の前身と称されているが、地区各町、村の有志が拠金して共立病院を建てたのは明治七年のことである。

新政府の中枢となった諸藩での動き

朝敵藩、そして結局は官軍に与したが当初曖昧な態度を示した諸藩が、維新に際し、洋学、西洋医学を基礎として、それぞれ独自の教育を立ち上げたのをみてきた。これら諸藩と対比させなければならないという特別な理由はないが、では新政府の中心となって日本を動かした薩、長、肥、土、の諸藩での教育の実態はどうであったのか、関心が持たれる。

鹿児島藩の場合

先に述べたように、島津成彬指導のもとでの鹿児島藩では、洋学導入の面で、当時の諸藩に比べて極めて開明的な事跡は多々ある。その後、藩開成所の俊英をイギリスへ密航の形で留学はさせているが、鹿児島に残り洋学を専攻した若い藩士たちが、成彬の業績をさらに拡大させ、藩を一段と開化させたかというと、それは聞かない。幕末における倒幕のための藩をあげての活動が、これらを許さなかったのかもしれない。

医学の面では、成彬は嘉永四（一八五一）年に三人の藩士に蘭方医学修業を命じ、まず山口の青木周弼のもとに留学させ、嘉永七年には大坂、緒方洪庵の適塾にさらに学ばせている。長崎の医学伝習で松本良順に高く評価された八木称平、明治に入りウィリスと親しく交わった石神良策は長崎で蘭方医学を学んでいる。しかし、奇妙なことに幕末にいたるまで藩医学校は漢方による教育を行い、藩医も漢方医が主力であった。このためであろう、八木、石神の藩外での活躍の記録はあるが、これら蘭方医の鹿児島での活躍としては取り上げるべきものはない。

戊辰戦争での苦い経験もあったのであろう、明治元（一八六八）年十一月になって西洋医学と漢方医学を教える医学院を設立し、後西洋医学を扱うところは西洋医院と呼んだ。また、二年早々には西郷隆盛の帰国により、下級士族を主体とする藩政府が創出された。同年十二月、前述したように大学東校へのドイツ医学導入の決定により、ウィリスが鹿児島入りした。これとともに西洋医院を浄光明寺跡に移し、鹿児島医学校と称するようになった。なお、西洋医院設立当初より、鹿児島藩としては適当な外国人指導者を求めていたといわれている。当時ウィリスは東京の医学校兼病院に勤務し、院長就任の予定ということで、前述したイギリス公使館付医官のシッドーをその候補にしていたという（コータッツイ

『ある英人医師の幕末維新』)。

ウィリスは、四年制の医学教育課程を作った。解剖、生理、病理、内科、外科、眼科、小児科、産科に加え英語、世界地理が含まれた。外来、入院の病院内のみならず在宅患者の訪問などをして患者を診た。また牛乳、バターを導入、妊婦、赤ん坊の栄養改善、食牛の取扱い、下水道の整備など公衆衛生にも意見を述べている。これらの講義では、藩開成所で英語をすでに学んでいた高木兼寛、三田村一などの優秀な学生が助手を務めた(J・Z・バワーズ『日本における西洋医学の先駆者たち』)。それにしても、非常にタフなスケジュールである。従来の素読式の蘭学教育とは全く異なり、講義と実習を併行し、臨床教育を重視した。

ウィリスの懸命な医学教育も、決して順調に進んだというものではない。当時鹿児島には彼以外に西欧人は居住していなかったし、薩英戦争のしこりもなお残り、彼と日本人との交流は必ずしもうまくいかなかった。ウィリス着任の半年くらい前に医学院での漢方医学教育は中止されたが、明治二年後半からは、漢方医たちの西洋医学排斥の運動も起こっていた。藩主の侍医たちによって漢方医学院が復活され、城内の侍医は漢方一色になっていた。当然、漢方医たちはウィリスに反抗的態度を示した。また、ウィリスを伴って江戸から鹿児島に帰った石神、ウィリスの講義を介助した高木の二人は、明治三年九月には海軍軍医として海軍省に出仕を命じられ、東京に転出した。

ウィリスは鹿児島の女性と結婚するなど、鹿児島の地に適応する努力をした。一時帰国をしたが、西南戦争の勃発まで鹿児島に西洋医学を育てる努力をした。

維新後、鹿児島藩の兵学校に、静岡学問所から英語のできる教師、名村五八郎を招請したという動きがあったことは知られているが、医学以外の分野に外国人教師を招請しようという試みはなかったようである。また、元治（一八六四）元年創立された洋学のための開成所が維新に入りどのようになったかは特に聞かない。

山口藩の場合

享保四（一七一九）年、藩校明倫館が創立されたが、医学は教授されなかった。天保十（一八三九）年、藩医に召し抱えられた青木周弼の建言で、医学所が医学館に改変され、漢方の「傷寒論」「素問」と併行して箕作阮甫、伊東玄朴、杉田成卿らの訳した西洋内科書、外科書、眼科書が講義された。藩主、藩重役が洋学に寛容であったためか、漢方と西洋医学との間に大きな軋轢はなかった。青木は蘭書の翻訳も行った。青木のもとに鹿児島、熊本など日本各地からも、医学、洋学を学ぼうとする若者が集まった。加えて、江戸の坪井信道が、藩医に招聘されている。文久二（一八六二）年以降、長崎のポンペ、その後継者ボードウイン、マンスフェルトのもとに十数名の藩医が藩命で派遣されている（田中助一『防長医学史』、池田哲郎「毛利藩の蘭学」）。

明治元年五月には、藩政府から英蘭兼学が許されたという記録がある。これは、わが国でのイギリス医学の正式採用の嚆矢であるというものもいる。しかし、この実態は、英語をしゃべるアメリカ人医師ベタールを医学校好生館に雇用するからということで、イギリス医学を採用したということとは程遠いようである。『防長医学史』の三カ所に、ベタールの名を見つけることができたが、ベタールがどのような医師なのか、その教育の実態については全く記述はない。三名の藩医にベタール塾の生徒管轄を命じたという記録も残っているから、藩医学校というより外国人医師の医学塾というものであったのかもしれない。『山口医師会史』には、維新当初医学教育に外国人医師が関与したという記述はない。ベタールの赴任は、実現したのだろうか。好生館で医学教育に関与した教員は、大坂、江戸で教育を受けた烏田圭三、李家文厚、蔵田泰淳などである。

好生館でオランダ語の句読師を務めた後、慶応三(一八六七)年から長崎に医学留学していた青木周弼の養子周蔵が、慶応四年閏四月、医学研修のため三年間の予定で、公費で、プロシアに留学している。青木周弼の指導で医学を学び、この時、世界の医学をリードするのはドイツであると自覚したといわれている。留学後、政治経済を学び外交官に転進したことは先に触れた。

前述してきた諸藩とは異なり、外国人教師招請の記録は、洋学の面ではみられない。山口藩内における維新当初の洋学教育の実態は、医学も含めどのように展開したのか、これ以上は入手しえた資料からは明らかにしえなかった。

佐賀藩の場合

前述したように、天保の後半からの佐賀藩の洋学志向、その充実した内容は注目されるところである。しかし、先に触れた諸大藩にみられた維新当初の藩自体の教育改革の動きと比べると、洋学、西洋医学のいずれについても、明確な記録を見つけることはできなかった。積極的に欧米の技術を導入していたそれまでの歴史が、改めての教育改革を必要としなかったのかもしれない。『佐賀県医学史』には、「外人医師の好生館入りは明治初年には確実に実現していたと思われるが、在任したのはいつ頃からか判然とした資料はない」とされている（同誌二十四頁）。維新という新事態に直面しても、長崎に地理的に近いという佐賀藩の特殊性から、積極的に洋学、西洋医学のための外国人教師を招請して、佐賀藩独自の教育を立ち上げる必要性を感じさせなかったのではないかという分析もある。

土佐藩の場合

土佐藩の藩校教授館に医学席が設けられたのは、天保三（一八三二）年といわれるが、当時は藩医師の指導機関としての存在であった。同十二年に、医学席は医学館に改変され、医師のための治術研究の機関となったが、従来の漢方医学を主とした。しかも、医学館は、安政六（一八五九）年には閉鎖されている。国内で洋学が普及し、皇漢医学衰退のためとしているが、当時の江戸における漢方医学の洋学に対する対応を考えれば、これを直ちに受け入れることはできない。しかし、この頃より、すなわち弘化四（一八四七）年頃より文久年間にかけ、大坂の緒方洪庵の適塾に、そして慶応元年からは幕末にかけ、長崎に、医学・洋学留学生が出かけている。全体で、適塾には十四名、長崎には十名の氏名の記録がある（平尾道雄『土佐医学史考』）。このほか慶応元年に江戸に二名が、留学している。長崎、江戸への留学生は、藩費での派遣である。長崎への留学生は、マンスフェルトの指導を受けている。

慶応二年に、開成館が創立された。これは、軍船、勧業、税課などの局が設けられ、藩の財政、経済の近代化を図ったものであるが、この中に西洋医学研修を目的とした医局が設けられた。適塾に多くの留学生が学んだためであろう、緒方洪庵の義弟、緒方郁蔵が嘉永二年から土佐藩に抱えられ、翻訳、種痘の普及に尽力した。慶応二年、開成館医局設立時には、医局頭取に任じられた。教師としては、個人的に江戸で蘭方医学を学び、帰郷後医業を営みながら門人を養成していた横山茂が教授に抜擢されている。

幕末での土佐藩の洋学化への遅々たる動きと比べると対照的であるが、慶応四年七月には入院が可能な洋式病院が設立されている。戊辰戦争で戦傷を負った土佐藩兵の治療のためということもあろうが、むしろ京都でウィリスの治療を受け、大いに感化された藩主山内容堂の指導によるものではないだろうか。容堂が、新政府で学校知事を務め、ドイツ医学導入問題で、イギリス医学を強力に支持したことは前述した通りである。明治三年一月から五年の契約で、吸江病院と改称された藩病院に大阪在住のイギリス人医師ボージャーが高給で招聘されている。洋学教育も企画された。そのため、同三年四月から三カ月の契約で、英語教授としてヘリヤーが、同七月から翌年六月までマイヤーが赴任している。いずれも、イギリス人である。しかし、これらイギリス人教師による教育の実態は明らかでない。明治四年秋には、洋風総二階建て、建坪二百五十八坪の新病院が完成している。また、土佐藩兵付の軍医は洋方医学習得者とされた。

洋学に関しては、どのような動きがあったのか明らかにできなかった。

これらの資料を渉猟しても、奇妙なことに、慶応四年八月山口藩青木周蔵と一緒に長崎からドイツに留学した高知藩の萩原三圭のことについての記述は見つけることができなかった。萩原は安政六年緒方洪庵の適塾に学び、洪庵の江戸への移動後、長崎ボードウインのもとに留学したものである。マンスフェルトの教えも受けた。慶応三年長崎に留学してきた青木周蔵の影響を受け、彼はドイツ医学導入の方針が決定される前に、周蔵とともに藩費でドイツ留学をしている。明治三年には、青木、佐藤進とともに、ドイツで日本政府公費留学生に認められている。

静岡藩は特別としても、金沢、熊本、岡山、福井などの大藩は、前述のように、速やかに新政治体制に対応するべく、それぞれ独自に人材育成にのりだした。すべての藩についてその詳細は明らかにすることはできないが、このほか多くの藩が、維新を迎え、従来の藩校教育を大幅に改革し、洋学を導入したのは前述の通りである。各藩とも、版籍は奉還したが、藩自体は存続されるとの見通しで、新時代を背負う人材の速やかな養成に、独自の藩教育が必須と踏み出したのである。

各藩は、明治三年二月試案として出された大学規則・小中学規則を、新政府の〝成案〟とみなして、受け止めている。大学東校、南校の動きをみながら、医学はもちろん法学、理学などまで含めた洋学と、英語、フランス語、ドイツ語など外国語の教育も速やかに導入しようとしたのである。さらに、東京の東校、南校と同じように、外国人教師の招聘も少なからざる藩で行っている。

外国人教師の月給は三百七十五円というのが、新政府外務卿が示唆し、各藩が受け入れた維新当初の相場であった。どうしてこのような高給となったのかわからない。その上、前述したように旅費、支度金、そして新しい宿舎の建築と出費は嵩んだ。ちなみに、日本人一等教師のそれは十五円である。幕末の混乱の結果、各藩とも厳しい経済状態にあったのであるが、多額の金銭を投じてまで、外国人教師の招請に踏み切ったのである。

しかし、新政府の中心となった鹿児島、山口、佐賀、土佐の諸藩の教育に対する動きは、これら大藩と比べると、前述のように極めて対照的である。鹿児島、土佐藩の場合は、外国人教師を招聘してはいる。しかし、その様相は、これら諸大藩とはだいぶ異なる。鹿児島は、元イギリス公使館医ウィリスを迎えはした。しかし、これは東京の医学校兼病院を辞任した彼を、いわば戊辰戦争の恩義で余儀なく受け入れたというのが真相ではないだろうか。前述した静岡藩から、日本人洋学教師を招請しようとした記録はみられるが、医学以外の分野で、外国人洋学教師招請の計画の記述を見つけることはできない。

土佐藩の場合は、複数のイギリス人医師の招請の記録はある。しかし、どのような役割を果たしたのか、その詳細は全く不明である。これも、大学校知事を務め、日本へのイギリス医学導入を強硬に主張した藩主山内容堂の立場からの、余儀ない行動のようにみられる。山口藩、佐賀藩にいたっては、前述のように、維新当初、医学を含め藩の洋学を拡充するために外国人教師を招請したという明確な記録は見つけ難い。

加えて、鹿児島、山口の両藩では、前述の諸大藩ではみられることのない、共通な事象に注目される。すなわち、両藩は、すでに幕末に英米に有能な藩士を密航の形で、慶応二年以降は正式な藩からの派遣の形で渡航させ、欧米文化の認識、理解そしてその導入を企図していた。留学者派遣のもともとの目的は、当時の諸藩の先を行くもので、当然自藩の近代化、強化にあったであろう。

まだまだ、西南諸大藩にあっても、廃藩置県の問題は登場せず、日本国という意識はなお希薄な時代にあってのことである。前述した諸大藩と同様、維新後も藩が従来通り存続されると考えていれば、藩は海外留学からの帰国者に、当初の目的通り自藩への貢献を、当然、期待し要求したであろう。しかし、鹿児島藩、山口藩の帰国者のほとんどは、それぞれの藩の近代化に関与するというより、新政府に出仕し、イギリス、アメリカで蓄積してきた自分の知識、技術を新政府のために提供した。新政府中枢にいたそれぞれの藩の指導者からの強力な要請で、自藩の要求は抑圧されたのであろうか。彼ら指導者は、一日も速やかに新日本政府を滞りなく動かそうと期待したのは当然であろうが、新政府内における自藩の力を確保しようとしての行為だったことも否定できない。藩当局も、自藩の充実よりは新政府への貢献、関与を積極的に容認したのであろうか。何か、廃藩置県を予知していての行動のようにみえてくる。

さらに注目されるのは、鹿児島藩、山口藩に特に顕著であるが、高知、佐賀を含めた四藩からは、『近代日本の海外留学史』の著者、石附が呼ぶところの「明治第一期海外留学生」が、その他の諸藩、府、県とは比較にならないほど多数、欧米諸国に派遣されていることである。海外留学からの帰国者を新政府に提供した見返りにと、多くの留学生を公費で派遣させたのであろうか。諸藩のように外国人教師を招請し、藩校を充実させて若者を教育するより、留学生を派遣した方が人材育成には手っ取り早いと判断したのであろうか。政府派遣の留学生であるから、もちろん、藩の経済的負担は軽くて済む。

これら留学生は、戊辰戦争の論功行賞の含みもあって派遣されたとの説もある。これを裏書きするかのように、明治第一期留学生の資質が問題となり、ほとんどの留学生が明治六年の新政府からの命令で、急遽帰国させられている。明治初期の留学生については、巻末の註16でも述べた。

維新初年から廃藩置県実施までの三年余の間に、新政府内はもちろんであるが、各藩も前述してきたように多くの変革を推し進めた。教育面以外の各藩のそれについては、その詳細を知りえないが、維新政府に劣らない大幅なものではあったのではないだろうか。

蘭学は、十八世紀以来種々の圧迫を受け、細々と生き続けながらも、わが国への西欧文化の導入に主役を演じてきた。この時代に移行して、蘭学は、英、米、仏、蘭学などと区画されることもなく、洋学として、新政府内のみならず各藩において、スムーズに受け入れられ、そのデメンションを広げていった。

その蘭学を、種々の混乱の中でも、そだて、育み、支えてきた蘭方医学は、その導入以来百年余の時間をついやして、安政年間の後半にやっとわが国で公認されるにいたった。しかし、その後の開国、尊皇攘夷の波浪にもまれた幕末に、蘭方医学は長年のわが国への貢献を再評価されることはなかった。また、この時期における新たな活躍を、評価されることもなかった。維新から廃藩置県までの間に、東京の場にあって、蘭方医学は、何の躊躇もなくイギリス医学へ、そしてドイツ医学へと置き換えられていった。もっとも、わが国へのドイツ医学導入の実態ができあがるためには、なおいくつかの曲折があり、長い年月を要している。

しかし、前述してきたように、東京を離れると、官立の医学校が存在した大阪、長崎でも、オランダ人医師が依然として日本人医学生の教育に関与していた。いや、これが各藩のレベルになると、外国人医師ならどこの国の医師でもという状態であった。しかし、注目すべきであるが、従来とは異なって、長崎、大阪、江戸、佐倉で洋式医学を学んだ日本人医師が、それぞれの場で、これら外国人教師と肩を並べて、いやむしろ彼らが主導権を握って、洋式医学教育を実施した。

8 各藩の洋学、医学教育を押しつぶした廃藩置県

廃藩置県への過程

明治新政府は、維新当初どれほどの財政能力を持っていたかについては前述した。維新初年度にできた府、県は、いわば新政府の直轄地である。その内訳は、旧幕府公領約四百二十万石、旧幕臣采領地約三百六万石に加え、反政府諸藩からの没収地、これに皇室関係領、社寺領などを合わせても、明治四（一八七一）年の時点で総計約八百万石である。全国の所領三千万石からすればその四分の一にすぎない（松尾正人『廃藩置県　近代統一国家への苦悶』）。残りは、なお日本各地の二百七十を上回る諸藩主が所有していた。わが国の全財源の四分の一という財政的基盤で、民政、外交、前述してきた東校、南校への外国人教師の招聘、欧米各国への留学生の派遣まで含めた教育など、全国政権としての機能を担うのであるから、その運営は極めて困難であるのは当然である。

新政府直轄の府県には、官軍諸藩の維新功労者が知府事、知県事として派遣された。前述のような政

府の財政状態にあったから、財政当局からの要求もきつかったのであろうが、少なからざる府県で旧幕府時代と比べ一段と厳しい租税が課せられた。会津などでは二倍に近い増税であったともいう。会津戊辰戦争で痛めつけられ、その挙句のことである。九州でも、旧天領の日田県知事に就任した松方正義は、新政府の課す租税が旧幕府時代にもみられないほど過酷であり、民をみること仇敵のような姿勢であると、鹿児島藩士の身でありながら批判している。

一君万民の王政への復古の考えからすれば、新政府の直轄地だけでなく諸藩からも、日本国の構成員として、国政の基礎となる租税は徴収されるべきであると必然的に考えられてこよう。しかし、維新後も藩主はなお自領を所有するものとの認識であったし、領民も、グリフィスが指摘したように、国といえば、藩を意味し、日本国という意識は希薄であった。

「日本国」という構想は、幕末にすでに、特定の公家および大名の中で、進歩的な藩士たちに、留学帰国者の中で、育っていた。文久元（一八六一）年、竹内下野守を正使とする遣欧使節団に翻訳方御雇として同行した福沢諭吉、松木弘安、箕作秋坪の三人が、船中で日本の国のあり方について論じあったエピソードについては先に紹介した（八十頁）。万延元（一八六〇）年の遣米使節に代表の一人として加わった幕臣小栗上野介は、長州、薩摩を滅ぼして、全国に郡県制をしくべきであると考えていたことも前に触れた。

維新のリーダーたちの中で、これらの各情報が整理、統合されたとは考えられないが、ともかく新政府が構成され、動き出した。計画性に欠け、朝令暮改の甚だしい、としばしばいわれるが、慶応三（一八六七）年十二月九日の王政復古の大号令から、極めて短期間に、新政府は動き出したのであるから、これらの苦言は致し方あるまい。

明治元年後半には、鹿児島藩の寺島宗則、大久保利通、山口藩の木戸孝允ら新政府リーダーたちは、廃藩し、そして日本全体に府県制を実施すべきことを、公然というわけではないが討議していた。しかし、維新当初から各藩をも天皇の直轄地にとは、新政府としてもさすがにいえなかった。府藩県三治制をまず敷いた維新政府の意図も、その根底に府県と藩との一体化を図ることにあったのである。まずは、政府直轄の府県に加え藩の存在を容認しても、新政府の命令が藩にも府県と同じように行き届くよう、すなわち藩をも新政府の統制下に置く努力が進められたのである。

まもなく、藩が旧態依然として各藩主に治められたままでは、政権を朝廷が握っても、「名」が異なるだけで「実」は全く同じであることが、新政府内で問題とされていった。王政復古の精神は、鎌倉幕府以来の封建割拠という長年の積弊を一掃して初めて実現されうるものである。そのため、すべての藩主に対し、まずは、土地（版）と人民（籍）を朝廷に「還納」させるべきだということになった。すなわち版籍奉還である。

木戸孝允、大久保利通らの新政府のリーダーたちにしても、新政府を全面的に支持し、維新の改革に貢献してきた長州、薩摩、すなわちそれぞれの出身地の藩主に、しかも維新実現後一年をやっと過ごしたにすぎない時点で、版籍をすべて天皇に奉還せよということは極めてためらわれた。ともかくその困難が克服されて、山口藩主毛利敬親、鹿児島藩主島津忠義、佐賀藩主鍋島直大、土佐藩主山内豊範らが版籍奉還の口火を切った（明治二年一月二十日）。版籍奉還が実施しえたのは、各藩主は同じ土地、人民が、版籍奉還後天皇から再交付されると、当初理解したからである。同一月二十四日、政府は四藩主に「忠誠」の申し出であるとして、四藩の版籍奉還を受理した。これら四藩主が、すすんで版籍を奉還すれば、他の藩主たちがこれを拒否することはとてもできない。一月中に鳥取藩、佐土原藩、福井藩、熊本藩、大垣藩が続々と版籍を奉還した。二月中に七十八藩、四月が四十九藩と奉還が続いた。同六月末までに二百七十四藩主の版籍奉還が完了している。

次いで、諸藩の旧来の領地を管轄地と呼び、旧藩主を知藩事に任命した。すなわち旧藩主は、天皇の土地を管轄する地方長官に任命されたのである。政府は、この版籍奉還で、知藩事の世襲制は否定しなかったが、藩主の個別領有権を否定した。藩主は、かつてのようなお殿様、領主ではなくなった。次いで、明治二年二月には、「一尺の土地も一人の民も、皆天子様のもの」であり、天皇、皇后は「日本国の父母」であると、王土王民論を前面に押し立て、天皇支配を浸透させている。これで初めて、府藩県の三治体制の基礎が完成した。

六月には、各藩の石高、物産、税高、職制、藩士、兵員、人口、戸数などを政府に報告させ、統一的行政施行のための対策を打ち出した。藩主を、公卿とともに華族とし、従来の家老以下の藩士をすべて一律に士族とした。すなわち、従来の藩主―藩士の主従関係は、制度的に廃止された。さらに、知藩事の家禄を藩の収入の十％に押さえ、海陸軍費として九％を計上させ、その半分を海軍費として政府に上納、残り八十一％で藩庁費および士族の家禄とするとした。従来、個々の藩が伝統的に守ってきた職制、財政を、府、藩、県を通じて、全国的に統一的なものにしたのである。すなわち、実質的な藩政の崩壊である。

『図説福井県史』に、寛政十二―文化元（一八〇〇―一八〇四）年の間の小浜藩の財政収支が記録されている。これによると、藩主関係費用は隠居した前藩主のそれを含め藩の支出の四十三％であった。ちなみに、家臣への俸禄・扶持米は三十五％である。

士族の家禄も、元藩主である知藩事の家禄の「減額」に準じて適宜改正が行われた。藩主は、天皇の土地を管轄する一地方長官であるから、当然、藩札の発行、流通、外国との独自の通商など、従来の藩としての独自性は、新政府の許可を得るなど極めて制限されるにいたった。ついで、各藩での兵員養成も許されなくなった。これで、府県に改めた旧幕府直轄地に対するのと同じように、各藩にも租税を課すことが可能になったことになる。すなわち、府藩県の三制が統一しえたわけである。

幕末時代の混乱に伴う経済的窮迫、これに追い打ちをかけた戊辰戦争での軍事費支出で、ほとんどの藩の財政は極度に窮乏していた。藩財政の悪化で、城郭の補修・維持も困難となった藩も少なからずあった。一部の藩では多数の士族・卒の切り捨ても行った。彼らは、帰農・帰商をすすめられ、余儀なくされた。討幕の雄藩でも例外ではなかったが、特に中小藩の打撃は深刻であった。奥羽越の朝敵諸藩の場合は、これに加えて戦乱による農地の疲弊、さらに大量の削地、転封を命ぜられ大打撃を受けた。紀州藩、福井藩など徳川と血縁関係にあるもの、さらに旧譜代の諸藩は、戊辰戦争のために、政府から軍資金、兵糧米の献納を命ぜられている。これに加え明治二年は、東北地方は天候不順で農業はひどい不作であった。

このような背景の上での、新政府の府藩県三制施行による新たな租税、これは大藩にも少なからざる負担であったが、小さな藩の場合は特にその経済的打撃は大きかった。このため、廃藩置県の布達以前に、上州の一万石の吉井藩、河内の同じく一万石の狭山藩、新政府に削封された長岡藩などがその代表的例であるが、廃藩を申し出る小藩がいくつもあった。

経済の窮迫は当然、それぞれの府藩県の政治、教育の諸策に大きな影響を与えた。前述した藩校の整備、士族のみならず庶民にも広げた教育の充実のための施策、これらと併行して進められていた各藩の医学教育の充実、新しい洋学教育の展開など新時代へ向かっての諸藩の変革の動きも、もちろんその例外ではなかった。

明治二年の版籍奉還の時点では、藩主が知藩事として藩都に居住していたから、英明な藩主は自藩の教育の充実を経済的に支援することがなお可能であった。従来の四分の一に削減という、旧幕藩時代に比べ豊かとは言い難い知事家禄をさいて、藩の教育充実費、藩庁費、窮民の援助をしようと、四十名近くの知藩事が新政府にその許可を求めたという。

明治四年七月、西郷、大久保、木戸ら薩摩、長州の維新指導者の決断で、急遽廃藩置県が実行された。旧藩主は知藩事を免じられ、華族として江戸に集められた。華族の身分の世襲は許されたが、政府から、家禄を支給されることになった。

版籍奉還に比べもっともっと厳しい廃藩置県が、比較的スムーズに実施されえたのは、藩主は華族としてその身分が保障され、武士への家禄支給を含め、各藩の負債が全部新政府に引き継がれたことによるという。旧藩時代とは変わったとはいえ、天皇と国民の間に維新後もなお藩知事として介在した旧藩主が取り除かれ、鎌倉幕府以前の、一君万民の統一国家への復帰が完成したことになる。ここに、廃藩置県が第二の明治維新といわれる理由がある。

廃藩置県と諸藩の洋学、西洋医学教育

旧藩の行政は新政府から任命された知事、県令の定めるところとなった。それぞれの洋学校、医学校の維持、存続は、これら知事、県令の指示に左右されることになる。前述した維新以来の経済的困窮に加え、旧藩主の東京への移住、さらに旧藩の理解ある優れた経営者、指導者を失い、ほとんどの藩校は経費が途絶して、閉校または廃校あるいは衰微することを免れなかった。本山幸彦は彼の『明治前期学校成立史』の中で、次のような野田義夫の文章を引用している。

「四年七月藩を廃して県を置かるるや、各藩の学校は多く新県の管轄に帰し、県庁所在地とならざる小藩の学校は、廃藩と同時若しくは後幾ばくもなく閉校し、或は有志家の私立となるあり、……（野田義夫『明治教育史』）」

野田の文章の中に、「県庁所在地とならざる小藩の……」とあるのは、以下のことを示している。明治四年七月の廃藩置県施行の時は、小さな藩もすべてそれぞれ県となったわけであるが、財政、行政の合理化のため、同四年十一月には多くの小さな県が統合され新しい県に編成替えされた。すなわち、明治四年七月当初は、旧藩に維新で創設された県を加え、三府三百二県あったが、十一月には、この編成替えで三府七十二県になった。県政運営の観点からは、妥当な施策ではあるが、県の数は、一挙に四分の一以下になったのである。このため、多くの県で旧藩校の所在地であったかつての藩庁所在地が消滅し、新しい県の県庁所在地が他の町に移動した。新しい県が、複数の旧藩校を経済的に支援することは、当然困難にならざるをえない。

廃藩置県以前にあった二百四十三校の藩校のうち、四年七月の廃藩置県で廃止されたのが七十六校、十一月の県の統合で新たに廃止されたのが九十九校、計百七十五校が廃止された。明治三年現在存在した二百四十三校の藩校が、廃藩によってその約二十八％に減少したのである。残った学校のうち、県の管理に移管され、県学校もしくは、これに準ずる公立校として存続しえたのが五十九校、私立として継続したのが九校であった（『明治前期学校成立史』）。さらに追いかけるように、明治五年には、政府から藩校閉鎖令が布達されている。

各藩の医学校に関しても例外ではない。公義政体派、開明派の代表である松平慶永の福井藩は、前述のように明治元年以来、医学校を極めて高いレベルに充実、病院を併設していた。しかし、明治四年七月の廃藩置県の命令、そして十一月には、福井藩周囲の大野藩、丸岡藩、勝山藩との四藩が合併して、新しく福井県を形成することになった。この点からも福井藩独自の学校を維持することはできなくなった。藩校と除痘館を廃止し、病院は私立福井病院に改組されている。現在の福井市立郷土歴史博物館に展示されている男女二体のキュンストレーキは、維新当初のレベルの高い福井藩の医学教育の残香を伝えている。アメリカから遠路赴任したグリフィスも、就任十一カ月目で東京の南校教師に移っている。グリフィスの著書『明治日本体験記』には、廃藩置県の命令が届いたときの藩士たちの動揺、福井の町の状況、藩主松平茂昭が藩知事を免じられ、華族として東京に移るべく開かれた旧藩士との離別の宴の模様などが詳しく描写されている。

『解体新書』の著者杉田玄白、中川淳庵らがかつて藩医であった小浜藩は、明治二年になり初めて医学校を設け、急速に内容を充実、外国人医師の雇用まで計画した。しかし、太政官の命令で、幸いにというか、外国人教師雇用は差し止められた。廃藩置県とともにこの医学施設はあまり業績を上げることなく廃止された。明治四年十一月には鯖江と合併して、敦賀県、さらに後に福井県と合併している。

朝敵藩であった長岡藩は、前述したように困窮の中で医学教育の持続を努力したが、藩自体を存続することは叶わず、明治三年すなわち廃藩置県の命令が出る前に自発的に廃藩し、柏崎県に吸収されている。

仙台藩の場合は、廃藩置県で、藩の医員はすべてお役御免となり、開業医となっている。明治二年から藩費で東校に留学を命じられていた中目斎、石田真の二人は、明治五年仙台に帰り、民間有志の資金を集め共立病院を創立している。経済的余裕のない諸藩の多くは、このような形をとったのであろう。

廃藩置県が実施されても、経済的に余裕のある大藩の場合は、旧藩関係者の努力で、旧藩関係者が新設の県の大参事に就任している場合などが特に恵まれたが、洋学校、医学校の存続が当座は可能であった。しかし、追い打ちをかけるように明治五年には、藩校閉鎖の命令が出されている。その典型的一例が金沢藩である。

金沢藩は、廃藩置県、さらに明治五年の藩校閉鎖令にもかかわらず、関係者の努力で外国人教師スロイスによる医学教育を当初の契約通り実行、医学館、病院も持ちこたえた。スロイスの帰国後は、同じくオランダ人のホルテルマンが明治八年に金沢に赴任している。彼は、スロイスがやり残した科目を、オランダ書、英書、ドイツ書をもとに講義したという（石田純郎『江戸のオランダ医』）。明治十三年からは、名古屋からドイツ人医師ローレンツが赴任して、独自の医学校を持続しえた。旧藩主をはじめ多くの県民の努力のもと、金沢医学校、金沢医学専門学校と形を変え、そして現在の金沢医科大学になっていく。これも、金沢藩が経済的に恵まれ、所領的にももっとも大きく、金沢が県庁所在地として残りえたから可能であったのであろう。

岡山藩もその例である。明治四年の廃藩置県で、旧藩主池田章政は知藩事を免じられ、旧藩士新庄厚信が大参事に就任した。大参事が旧藩士であったから可能であったのであろうが、医学館は規模を縮小して医学所としてその維持を図りえた。しかし、五年十月には県からの維持費は切られてしまった。その後、県民の努力で持ちこたえられ、結果的に岡山医学校、そして官立の第三高等中学校医学部、第三高等学校医学部へと変遷の末、岡山医専、岡山医大となり、現在にいたっている。

熊本藩の場合は、廃藩置県後も熊本洋学校、医学校の両校の存続に努め、洋学校のジェーンズ、医学校のマンスフェルトは当初の契約通り、その特徴的な教育を実施しえた。この熊本の場合も、初回の契約終了後は二人の契約を更新することができず、極めて特徴的な教育は終わってしまった。前述したが、両校からその後の日本に大きく貢献した若者を多数輩出した。熊本の場合は、ジェーンズ、マンスフェルトによる教育が終わってまもなく、西南戦争の戦場となった。その破壊は徹底的であった。その後も、県立、私立と変遷したが、医学校を運営する県民の大きな努力がなされた。

静岡藩の場合は、前述の諸藩とは異なり、明治四年以前に、すなわち廃藩置県に遭遇する以前に、両藩校の維持が難しくなっている。両校開校まもなく、静岡学問所からは中村正直、外山正一が東京の南校に、沼津兵学校からは頭取西周が新政府職員として、静岡病院の院長林研海は侍医に、兵学校併設の沼津病院副院長の林洞海も東京の東校の大学中博士にと、多くの教員、職員が新政府に引き抜かれた。

静岡の学問所、沼津の兵学校およびそれらに付属した病院が、早々に設立当初の機能を維持しえなくなったのは、この教員、職員の引き抜きによるものである。前述のように、教員の優秀さは言うまでもないが、幕政を運営した有能な旧幕臣たちは、政府職員として新政府に欠くべからざる人材とみなされたのであろう。明治四年十一月には沼津兵学校は兵部省直轄とされ、徳川家は兵学校を新政府に献上した。学生も陸軍兵学校に引き取られている。

鹿児島藩では、廃藩置県後も、いや西南戦争の直前まで、金沢藩と同じように、ウィリスが医学教育および診療を続けることはできた。土佐藩では、新設の新病院は、長崎の医学校と同じように、廃藩置県とともに政府の大学の所管に移行されている。山口、佐賀では藩費で維持していた医学校、病院は他の藩同様、政府の命令で閉鎖されている。

東京の東校、南校のみが、日本の将来に向け、充実の歩みを続けえたのである。

維新早期から積極的に洋学校、医学校を立ち上げた諸藩は、いや西南雄藩を含めすべての藩が、この新しい時代にあっても、従来通り藩を自分たちのものとして維持できると考えたのである。そして、厳しい藩の経済状態にもかかわらず、彼らは、新政府に負けじと、新時代に向けて自藩の次代の人材養成を企画したのである。だからこそ、新政府の要請に対し、南校への貢進生の派遣にも、各藩は積極的に応じた。東京の南校、東校への貢進生制度は、政府の要請で、明治三年二月に急遽制定されたものである。前述したように、極めて経費のかさむ制度である。しかし、三百十名もの貢進生が、同年内に南校に集っている。この貢進生制度も、翌年の廃藩置県で中止され、学生は退学させられている。

わが国の、文字通りのお雇い外国人、第一号といわれるグリフィスの福井への赴任は明治四年七月、熊本のマンスフェルトのそれは同年四月、ジェーンズにいたっては廃藩置県布達後の同年八月の赴任である。これらの藩は、新政府に、外国人教師招聘の許可を求める申請をした。安くない旅費、日本への赴任のためのかなりの準備費用、そして高額な給与の支給を新政府から指示されて、遠路欧米から外国人教師を招請している。藩によっては、複数の外国人教師も求めた。さらに、それぞれの外国人教師に、滞在用の洋式家屋を新築している。そのための校舎、病院も作っている。

かなりの数の藩が、維新初期に、藩独自で、欧米留学生も送り出している。

前述したように、いずれの藩も、経済的に困難な状態にあった。その上での大きな投資である。やせ我慢をした上での、自藩の将来を考えての投資であったろう。廃藩置県の実施を知っていれば、このような大きな投資をしなかったのではないだろうか。

前述してきた諸藩の動きをみれば、これら諸藩は、第二の維新ともいわれる「廃藩置県」の近い将来での実施など予測していたとは思えない。いや、新時代における封建制の問題点をあらかじめ理解するほど、先がみえていた藩もなかったようである。新政府の廃藩置県の動きを、探ろうとした藩もなかったようにみえる。予測される大きな混乱から、新政府自身あらかじめ諸藩に、「廃藩置県」の実施を知らせるなどのつもりはなかった。いや、貢進生制度を推し進めた大学当局、海外留学生を派遣した南校、東校の状況からも推察されるが、政府部内でもその秘密が守られていたと思われる。

明治四年七月、突然、廃藩置県が実施された。さらに、五年には県費での藩校の運営は許されなくなった。このようにして、新時代を目指して、次代を養成しようと開校された新しい洋学校、医学校が、開校後二—三年で、その成果もみることなく、閉鎖を余儀なくされてしまった。

天皇を中心とする中央集権国家実現を企画した新政府は、その初め、なお経済力、武力を温存していた諸藩からの異議、抵抗を当然恐れていた。かつて幕府が参勤交代、大河川の修復などを諸藩に命じて、諸藩の経済力を削り取ったように、新政府は、その安定性維持のため、これら各藩の出費にあえて口をつぐんでいたのではないだろうか。

9 おわりに

わが国の蘭方医学者、蘭学者は、鎖国を基本方針とした幕政下にあって、長年欧米文化のわが国への紹介、導入に小さからざる役割を果たしてきた。しかし、幕末まで、漢方医学、儒学に種々の圧迫を受け、政治の表面に登場してくることは全くなかった。ペリーの来航をみて、蘭方医学、蘭学は初めて幕府から公認された。諸外国の圧力を受け、時代は急速に変わろうとしていた。長年欧米の知識を蓄えてきた蘭方医、蘭学者たちは、幕府の開成所に、医学校に、陸海軍伝習所に教師として迎えられ、開国後の日本に必要とされる若者の育成に従事することを求められた。また、外交使節との交渉の場で、また欧米派遣使節団にあって、両者の意見を交換、伝達する通訳、翻訳家としての役割を担わされた。しかし、政治を動かしたのは幕臣であり、西南雄藩の武士たちであった。蘭方医、蘭学者は、積極的に政治に無関心な態度をとったのではないかと考えられるが、ここでも政治の場に登場することなく、またしても日本開国の裏方の役割に徹した。

攘夷倒幕の幕末を経過して、幕藩政治から解放される維新という新しい時代を迎えた。洋学者、西洋医学者たちは彼らの時代が来たと、大きな希望に胸を膨らませたのではないかと想像するのであるが、彼らは、この機会にもまた、政治の表面には登場してこなかった。登場したのは、西南雄藩のリーダー、外国留学から帰国した西南雄藩の留学生たちだった。東京の高等教育の現場にあっても、医学、洋学の分野を問わず、教師としての役割は、外国人たちに譲り渡した。

長崎、大坂、江戸、佐倉と日本各地で、洋学、西洋医学の見識を蓄えてきた彼らは、政治的には活発でなかったとしても、その力は蓄えていた。維新という時代を迎え、彼らは自分たちの藩に帰っていった。そして、新しい学校を建て、洋学、西洋医学に取り込み、自分たちで外国人教師を欧米から招聘して、自藩の将来を背負う若者の育成に第一歩を踏み出した。新政治体制に向けての自藩の改革ということで、彼らの意欲はおおいに高まったことであろう。しかし、彼らのこの努力も、廃藩置県で、日の目を見ることはなかった。

日本という新しい国を作り上げるために、統一、集権化政策が必要とされたのは理解できる。また、維新早々から廃藩置県への道程を公開したら、維新当初からの新しい政治を推進する上で、大きな混乱が発生したであろうことも推察することはできる。しかし、このために、各藩に帰ったこれら洋学者、西洋医学者の努力は、再び政治の力に翻弄され、当初の希望は夢と消えてしまった。そして、医学教育を含め、政府主導の教育政策路線が、維新初期からわが国にしかれた。

現在存在する各地の国立大学医学部の八十年史、百年史の中に、〝わが医学部は維新当初、藩自体が創設した医学校にその起源は遡る〃としているのをしばしばみる。しかし、維新当初、各藩が必死の努力をして礎きあげた医学校、洋学校と、現存する諸大学医学部および大学の間には、歴史というひずみと、時間という忘却の間が介在する。もし、維新当初の医学校、洋学校設立当事者にその見解を聞くことができれば、「藩独自の医学校をつぶしておいて、その上に政府設立の医学校が座り込んだのだ」くらいのことはいって、そう単純に両者の関係を許容しないのではないだろうか。

なお本書を終わるに当たり、特に付記しておかなければならないことがある。それは、維新に入って、わが国の洋学、西洋医学が分離したことである。十八世紀の蘭学導入以来、オランダ語をよくしたものが医学に興味を持った医師、長崎通詞であったこともあり、蘭学を導入したのもこれらの人材であった。このため、維新までは、蘭方医学、蘭学のいずれを論じる場合にも、他方に考慮を払うことなしにはできなかった。両者を分離して、別個に論ずることは困難であった。本書も、日本の医学を論ずることを目的としているが、洋学が方々に混入している。しかし、維新後、両者は、分離した。これは、維新に入り洋学がオランダ語を介することなく独自に、西洋医学と分離して、広く展開したことが主な理由である。以後、日本の医学は、それ自体として論じられていくことになる。

註

註1：堀達之助と吉田松陰（59頁）

堀達之助は、嘉永六年のペリー来航時に、首席通訳として旗艦サスケハナ号に向かって、「I can speak Dutch」と呼びかけ、米艦のオランダ語通役ポルトマンと連絡を取ることができた当事者である。これが、公式外交交渉の場で、異国人と会話した最初の日本人の英語とされている。もっとも、英語の会話はこれだけで、後はオランダ語で交渉をした。ペリーの『日本遠征記』には、甚だ見事な発音であったと記録されている。その後下田で、アメリカ人を装って来日したドイツ人とのトラブルに巻き込まれ、長年江戸伝馬町の牢に拘禁され、安政六年七月から同牢内に拘束された吉田松陰と再会している。というのは、安政元年、松陰が密航に失敗して下田奉行所に拘束されたとき、堀は奉行所に勤務しており、松陰に初めて会う機会を持った。松陰の処刑の二日後、安政六年十月、堀はその英語の能力から、開成所教授手伝に任命され、牢から釈放されている。なお、同様処刑された橋本左内も、同じ時期同所にいた（堀孝彦『英学と堀達之助』）。

註2：直接外国人教師について英語を学んだ侍たち（64頁）

蕃書調所でなく、江戸のアメリカ公使館、横浜の宣教師に直接英語教育を受けた侍たちもいる。外国方に呼び出された長崎通詞西吉十郎の塾で英語を学んだ尺《せき》振八、矢野二郎、箱館奉行所で長崎通詞名村五八郎に英語を学んだ益田考、さらに手塚律蔵、長崎通詞森山多吉郎に英語を学んだ津田仙らは、西吉十郎に幕府外国方、通弁として推薦された。彼らは、文久元年からはアメリカ公使館で英語教育を受け、ついで横浜運上所などで日々外国人と交渉し、その英語力を高めている（尺次郎『英語の先達　尺振八』）。

文久二年の秋から、九名の若い幕臣が、一説によると高官の子弟といわれているが、神奈川に居住した宣教師へボンのもとに英語学習のため派遣されている。彼らは優秀でヘボンも驚くほどであったという（高谷道男『ドクトル・ヘボン』)。蕃書調所に教授手伝として呼び出されていた長州の大村益次郎も、二―三の同僚と万延元年から二年間、ヘボンに英語を習っている。彼らは、藩邸から寒暑をいとわず騎馬で往復したという。文久三年、ヘボンの住居は横浜に移ったが、ここで同夫人が引き続いて英語教育を行った。佐藤泰然の息子、後の外務大臣林董、高橋和喜次(後の是清)、益田孝、後の東京大学医学部教授三宅秀らが教えを受けている。

文久二年、津田真道、西周がオランダに留学したとき、指導教師となったライデン大学、フィッセリング教授に、「英語は理解できるが、会話はできない」と書き送っている(大久保利謙『津田真道 研究と伝記』)。長崎通詞をのぞけば、わが国の外国語のパイオニアは、外国人教師につくこともなく、蘭・英辞書などを介して、目で外国語を理解したのであるから、当然のことであろう。その後、前述のように、わが国の英学は極めて急速に変化したのである。わが国の英語のレベルが、幕末にあって急速に向上しているのを窺うことができる。

註3:日本仏学の始祖村上英俊 (64頁)

蕃書調所のフランス語の教授には、日本仏学の始祖とされている松代藩医村上英俊が文久元年就任している(高橋・冨田・西堀編『フランス語事始』)。彼は、宇田川榕庵、足立長雋に蘭学を学び、元々は化学に興味を持った蘭方医である。スウェーデン人ベェッツェリウス著の化学書の蘭語訳を長崎のオランダ商館経由で注文したところ、届けられたのはフランス語訳の本であった。友人の佐久間象山に「これは絶好の機会だ。フランスはヨーロッパ第一の国だ。フランス語を学ぶべきだ」と励まされ、蘭・仏辞書を片手に、嘉永元年から年余をかけて、フランス語をマスターしたとされている人物である(滝田貞治『仏学始祖村上英俊』)。これは、ペリー来航以前のことである。嘉永七年に『三語便覧』、安政二年に『仏英訓弁』、安政三年に『五方通語』など、フランス語を中心として、多くの語学書を刊行している。なお、『三語便覧』の序言には、「フランス語、英語、オランダ語ノ三語ヲ撰集、彼ノ国字ヲ以テ書記シ其読法ヲ我ガ字ヲ以テ録スルナリ如何ナル初学ト雖モ記誦シ易ク速ニ成業スベシ……」と記述している。元治元年には、仏日辞典『仏語明要』全四巻を自費で刊行している。明治十八年には、わが国仏学開祖としての功を認められ、フランス政府からレジオン・ドヌール勲章が贈られている。

なお、文化五（一八〇八）年のフェートン号事件に際して、長崎奉行所はオランダ商館長に、長崎通詞に英語、フランス語を教えるよう求めている。

英語教育に比べるとおくれるが、フランス公使ロッシュの肝いりで、幕府は慶応元年三月横浜にフランス公使館員を教師とする横浜仏語伝習所を開校している。開校に先立ち、幕府は「今般横浜語学所において英仏学伝習御開相成候に付陪臣之義も寄宿稽古御差許相成云々」の布達を発し、直参のみでなく陪臣にも開放している。

ロッシュは、英、米に負けずに、幕府との関係を強め、これによりフランスの権益、貿易の増大を図ろうと努力した。幕府留学生のフランスへの派遣を勧め、海軍技師ヴェルニーを招いて横須賀に造船所を建設、さらに軍事顧問団を迎えて幕府陸軍の改革などを企画した。伝習所設立もこれらの目的達成を促すためである。教課の作成は、フランス公使館員が担当し、生徒を寄宿させ厳重な規則のもとに、熱心な教育が進められた。フランス語、世界史、世界地理などすべて正則で、すなわち日本語を交えることなくフランス語だけで教えられている。最初の学生は、七、八カ月で一応会話もこなし、一カ年半の卒業時には生徒代表がフランス語で謝辞を述べたことが記録されている。約八十名の卒業生を出しているが、明治元年に廃校になっている。横須賀のヴェルニー記念館を訪れると解るが、当時としては極めて高度な、造船のための技術がわが国にフランスから導入されている。

註4：ロシア語は十八世紀末に日本に紹介されていた（64頁）

安政元年、ペリーの影のように行動し、アメリカに続いて日本との和親条約締結に来日したロシア代表は、プチャーチンである。幕府要員の一人として、長崎でその折衝に当たったのは、川路聖謨である。当時は、クリミア戦争の最中にあり、中国との貿易を保護するため、東シナ海に展開しているイギリス艦隊に発見されれば、攻撃される危険性は少なくなかった。

この時中国語を使って通訳の役を果たしたゴシケヴィッチが、安政五年初代ロシア領事として箱館に着任した。箱館奉行所同心の志賀浦太郎は、長崎稲佐の庄屋の息子で、安政五年稲佐の寺に滞在したロシア海軍軍人からロシア語の手ほどきを受けた。文久二年、長崎に来た箱館領事ゴシケヴィッチの目に留まり、彼の懇請で箱館に赴任した。志賀は、この間、ロシア語をさらに稽古し、当時日本で唯一のロシア語通訳であった。彼は、領事の援助もあり、学校を開きロシア語を教えた。ゴシケヴィッチは、幕府と強力に交渉し、慶応元年自分の帰任の時に、幕府から推薦された六人の留学生を連れて帰っている。

もっとも、ロシアの国情については、寛政四（一七九二）年ロシアから送還されてきた漂流民、伊勢の大黒屋光太夫がわが国に紹介している。桂川甫周が帰国した大黒屋光太夫を尋問したとき明らかにされたが、蘭学者桂川甫周、中川淳庵の名前がすでにロシアで紹介されていたほどである。これは、安永四、五（一七七五、七六）年オランダ商館医として来日したスウェーデン人ツユンベルグの日本についての著書に、彼らの名が記述されていたためとされている。帝政ロシアは、当時から隣国である日本に強い関心を持っていた。ロシアは漂流日本人漁民を教師に迎えて日本語学習を、すでに十八世紀から実施していた。また文化十（一八一三）年、国後島に上陸し、わが国に監禁されていたロシア海軍軍人ゴロヴニンと、択捉島でロシアに拘束された高田屋嘉平の交換交渉に、当時の長崎通詞馬場佐十郎は大きな働きをした。この時、大黒屋光太夫からロシア語の手ほどきを受けていた馬場は、ゴロヴニンについてさらに教えを受け、彼のロシア語に磨きをかけている。馬場は、この時の勉学をもとに、文化年間に『魯文法規範』を刊行している。また彼は、ロシア語訳のジェンナーの『種痘書』を日本語に翻訳、『遁花秘訣』として刊行、わが国に牛痘種痘の詳細を初めて紹介している（杉本つとむ『江戸の翻訳家たち』）。ロシア語は、ポルトガル語、オランダ語に次ぎ、すでに十八世紀末から、日本に紹介された外国語なのである。

安政元年、プチャーチンは、非行事件から日本脱出を望んだ掛川藩士を密かにロシアに連れ帰っている。

幕末、この人物はロシア正教に入信、首都サンクトペテルスブルクで日本語教師、ロシア外務省の通訳などを務めていた。彼は、慶応元年の幕府からの留学生、また明治四年の岩倉使節団の世話もしている。同使節団の勧めで、明治六年、日本に帰っている。

註5：ドイツ語の学習は主要外国語の中で一番遅れた（64頁）

丸山国雄の『日独交通資料』には、文久二（一八六二）年五月には開成所独逸語句読師として白石兼太郎、団源次郎が指名されたと記述されている。しかし、同資料には、ドイツ語担当の教授の名は書かれていない。万延元（一八六〇）年七月、プロシア使節団長伯爵Ｆ・オイレンブルグが和親条約締結のため来日したとき、ドイツ語研究の課題が蕃書調所に課せられた。教授手伝出役の市川斎宮に、ついで加藤弘之に「独逸国の学引請取扱、同国の辞書編修等を致候様」との命令が下った（宮地正人「混沌の中の開成所」）。これが、開成所でのドイツ語学習開始の契機であろう。加藤はその自伝に、「ドイツ語学習とても人に習うわけではない。和蘭文と独逸文との対訳会話などによって学習……」と述べている。ドイツ語の学習にも、伝統的な、蘭・独辞書などを使っての、自習を基礎とする学習が採用されていたことが窺える。

市川は、元広島藩の藩医で、緒方洪庵の弟子であり、開成所に登用され、後に開成所頭取に就任している。加藤は、兵庫、出石藩の出で、安政元年から江戸の坪井塾で蘭学を学んだ。万延元年、すなわち六年間の蘭学学習の後、坪井芳洲（為春）、川本幸民らの推薦で幕府の蕃書調所の教官に抜擢された。加藤は、後に東京大学初代学長に就任する。二人のドイツ語学研究の初仕事として、国交締結の贈物としてプロシア国王から贈呈され、オイレンブルグが持参した電信機の使用法をマスターすることが命じられた。このため、二人は、オランダ語・ドイツ語対訳会話集を片手に、麻布、赤羽橋の幕府の外国使節接遇所に滞在しているプロシア使節団のもとに通った。オイレンブルグに同行して来日した地理学者リヒトホーフェンは、この時のことを、極めて貴重なことであるが、彼の日記に以下のように書いている。「ドイツ語を学び電信器の操作法を学ぶためにきた二人は、不屈の勤勉さと驚くべき学習意欲を備えた学者であった。彼らはよく考え、速やかに、理解を確実にする。ドイツ語の発音には大変努力を払い、かなり多数の単語を発音するのがとても困難だが、既に多くのことを習得した。……」と（上村直巳『リヒトホーフェンの見た幕末・明初の九州』）。

二人が中心となってした仕事の成果であろうが、『独逸単語編』は木版で文久二年、『独逸語文典』は活版で文久三年洋書調所から刊行されている。しかし、幕末まで独日対訳辞書は刊行されなかった。

さらに加藤の自伝を引用するが、プロシア使節に逢う前から、ドイツがヨーロッパでもっとも学術が盛んな国であることを聞き、当時再来日していたシーボルトにもそのことを確認していたので、ドイツ語を学習しようという意欲は前から強かったとのことである。なお、加藤によると蘭学者の杉田成卿、杉田玄端も、当時すでにドイツ語の勉強を始めていたとのことである。加藤は明治四十年には、日本にドイツ語学を導入した功労者として、ウィルヘルム二世から王冠第一等勲章を授与されている。

万延元年着任した初代公使フォンブラントは、横浜に英語、フランス語学校が設立されているのを見て、ドイツ語学校も作るべきことを幕府に要求している。外国奉行川勝近江守が、慶応三年十二月ドイツ語学校設立を通告しているが、学校は日の目をみるまでには至らなかった。

註6：津田、西の留学に対する松木の手紙（69頁）

長年の努力が結実し、津田、西はオランダに留学することになったが、これについて次のような余話がある。当時ヨーロッパを歴訪中の竹内下野守使節団に、鹿児島藩から蕃書調所教授手伝に登用されていた松木弘安が同道していた。松木は、津田、西両人が一生懸命海外留学実現の努力をしていたことも知っていた。第一次オランダ留学生派遣、そして同僚津田、西の希望が実現したことも旅行中知ったのであろう、サンクトペテルスブルクから手紙をよこしている。その内容は、「オランダを訪ね、オランダ語の本を買おうとしたが、貴重な本は総て英語、ドイツ語の本で、オランダ人はそれらを入手して読んでいる。オランダでは子供も、英語、ドイツ語を学んでいる。オランダ語で書かれている本を買ってみたが、その内容は不満足なものであった。オランダ以外の国ではオランダ語を話す者はいない。われわれは帰国後は、もうオランダへの留学をすすめる事はしない。津田、西両氏も留学先を変更すべきだ」（大久保利謙『津田真道　研究と伝記』）というものであった。前述したように、当時日本でも洋学としての蘭学の地位は、英学、仏学と入れ替わりつつあった。津田、西は、この手紙を読む機会はなかった。

註7：第一次オランダ留学生の船旅　（69頁）
　当時の渡航は、太平洋を横断した咸臨丸の航海の記録にもみられるように、まだまだ容易なものではなかった。オランダ留学の一行は、築地の海軍操練所から咸臨丸に乗船し、長崎でオランダの船に乗るべく、出発している。風のないまま、帆を揚げることができず、蒸気機関を焚いて出航したとのことである。当日は、浦賀泊まりであった。出港直後に麻疹患者が発生、総指揮官の内田恒次郎、榎本武揚らまでも麻疹を発症、下田港に長期停泊を余儀なくされている。江戸を出発したのが六月十八日で、長崎到着は八月二十三日である。しかも、津田は長崎到着時、黄疸を病み、伊東玄伯、さらにポンペの診療を受けている。九月十一日、江戸を出て以来三カ月目に、オランダ商船カリプソ号でオランダに向け長崎を出港している。はじめシンガポールとボルネオ、スマトラの間にあるバンカ島沖のバンカ海峡を通過する予定でいたが、風潮の具合で島の反対側の暗礁の多いガスパル海峡を通ることになり、座礁してしまっている。一度は離礁に成功しているが、再度座礁、ついに船を放棄せざるをえなかった。近くの島に上陸、島民の援助を受け、バタビアの東インド会社からの救援を待った。このため留学生たちは、バタビアにも逗留することを余儀なくされている。以後は航海も順調で、セントヘレナ島ではナポレオンの墓を訪ねている。翌年、文久三年五月にロッテルダムに上陸している（大久保利謙『津田真道　研究と伝記』）。なおこの遭難事故で、カリプソ号に積んで運んでいたポンペの日本での蒐集品がすべて失われている。

註8：ニューブラウンズウィック（NBW）は幕末日本人留学生のアメリカのステーションであった　（74頁）
　アメリカのオランダ改革派協会から派遣され、長崎で活躍したフルベッキは、諸藩の多くの留学生をアメ

リカに紹介した。そのためであろうが、富田、高木の他、福井の日下部太郎らが留学したラトガース・カレッジがあるニュージャージー（NJ）州、ニューブラウンズウィックは、幕末から維新当初にかけ、日本からの留学生のステーションになっていた観がある。同所は、ニューヨークのハドソン河の対岸、ニューアークの南にある。ラトガース・カレッジは、アメリカ独立前に、イギリス国王ジョージ二世によって設立が許された八つのクイーンズカレッジの一つで、主としてオランダ系移民によって創立された。後に、大学への寄付者を記念して、ラトガース・カレッジと改称された。現在は、同州の州立大学の一つである。当初は、オランダ改革派教会の神学校と併設されていた（大橋昭夫・平野日出雄『明治維新とあるお雇い外国人・フルベッキの生涯』）。鹿児島藩からイギリスに密航した留学生の中の森有礼ら六人なども、アメリカに渡り、NBWに滞在した。石附実の『近代日本の海外留学史』の巻末に示されている幕末から明治七年までの留学者をチェックしてみると、驚くなかれ約七十名の留学者がこの市に滞在している。初めての海外留学者庄内藩士高木を記念して、鶴岡市はNBWと姉妹都市盟約を締結している。NJ州の大学としては、プリンストン大学も有名である。長く第三高等学校校長を務めた折田彦市がやはりフルベッキの紹介で明治三年にプリンストン大学の前身であるカレッジ・オブ・ニュージャージーに留学、一八七六年に文学士の学位を取得している。

註9：山口藩の密航留学生　（81頁）

山口藩は、文久三年に、横浜のジャーディン・マジソン商会支配人ガワーの手引きで、密航の形で、井上聞多、伊藤俊輔、山尾庸三、野村弥吉、遠藤勤助の五名を横浜からイギリスに送り出している。井上、山尾は、渡航前高杉晋作と品川御殿山のイギリス大使館を焼き討ちした過激な攘夷論者である。井上は、攘夷のためにも海軍力の強化の必要性を考えていたが、江戸で佐久間象山の開国、軍備増強論などに強い影響を受け、藩の重役を説得、渡英を実現させた。

五人の渡英も、幕末、わが国で英語学習の機運が高まったため、実現したのであろう。もちろん、英語力にはなお問題があった。上海から二隻の帆走貨物船に分乗、喜望峰回りで四カ月かかってイギリスに到着している。この間、全員が、乗員と同じような重労働までさせられひどい目にあっている。十分な渡航費を払っているのに何事かと抗議して初めて、「海軍（navy）の勉強」にイギリスに行くというのを、navigation（航海術）という言葉を使ったために、船長が好意的に航海術勉強の機会を作ってくれたということが後でわかった。文久二年九月に出発した、榎本、津田、伊東らオランダへの第一回幕府留学生に遅れること約五カ月にすぎない。

ロンドン到着後グラバー商会、ジャーディン・マジソン商会の紹介で、ロンドン大学ユニバーシティ・カレッジのウィリアムソン化学教授の知遇をえて、聴講生として、同校で勉学する機会を与えられた。井上、伊藤は軍事、政治、法律を、野村、山尾、遠藤は理科、自然科学を主として専攻する予定であった。もっとも井上、伊藤の二人は、イギリスで西欧諸国の実態を知り、当時攘夷の最先端を走っていた山口藩の無謀な外国船砲撃を思いとどまらせるべく、元治元年三月、留学六カ月で急遽帰国の途についている。

山尾は、この留学で、富国、開国論者となり、慶応二年までロンドン大学で学び、ついでスコットランドの造船局に移って工業技術を学んでいる。明治三年帰朝、新政府に出仕し、のち工部大輔、工部卿として活躍している。野村弥吉は、帰国後の井上勝であるが、ロンドン大学で、鉱山学と鉄道技術を学び、明治元年八月帰国している。翌年、造幣頭兼鉱山正として新政府に出仕、ついで鉄道頭としてわが国の鉄道の創業に貢献している。初代の鉄道庁長官でもある。遠藤勤助は、慶応二年学力不足を理由として帰国したが、通商大輔、造幣権頭などを経て、関税局長、造幣局長などを務め、大蔵官僚として新政府に貢献している。彼らは、明治初期から留学効果を発揮したわけであるが、日本における西洋技術導入における最初のオルガナイザーといわれる（藤井泰「山尾庸三とユニバーシティ・カレッジ」）。

註10：鹿児島藩の密航留学生　（81頁）

鹿児島藩も、慶応元年に、五代友厚、寺島宗則ら四名の視察員とともに、十五名の留学生を、イギリスに送っている。留学生派遣の構想は、もともとは安政五年、開明的進歩主義者といわれた藩主島津成彬が発想したもので、当初は十七、八歳の青年を米、英、仏に留学させるというものであった。

成彬の死後、この留学を促進したのは五代友厚である。彼は、長崎の海軍伝習所に就学後、上海に派遣された幕府の使節団に潜り込み、外国の実態に接していた。寺島は緒方洪庵の適塾で洋学を修め、幕府の蕃書調所の教員になっていた。文久二年、幕府の竹内遣欧使節団の随員としてヨーロッパを訪れたことは先に述べた。五代、寺島の二人は、文久三年の薩英戦争で共に、意識的にイギリス側に捕らえられるなどの経験を通じ、留学生として藩士をイギリスに送る必要性を強く藩に建白した。

監督の新納、町田、五代および寺島は、ヨーロッパ各国での各種の工場、施設の視察、訪問を目的とした。十五名の留学生は、鹿児島藩の開成所から選抜された、有能な人材であった。グラバー商会の斡旋で、山口藩留学生同様、ロンドンでユニバーシティ・カレッジのウィリアムソン教授の援助で、英語の教育を受け、カレッジにも学ぶことができた。留学生が頼りにしていたのは、文久二年、幕府蕃書調所刊行の『英和利文典』『英和対訳袖珍辞書』であった。山口藩士も鹿児島藩士もロンドン大学で学んだのは、当大学は宗教的に厳しい制限がなく、市民の大学という特徴があったためであるという。留学生の中村宗見、田中静洲は、慶応二年仏学研修のためフランスに移っている（犬塚孝明『薩摩藩英国留学生』）。

彼らは、ロンドンで、オリファントと知り合う機会をもった。オリファントは、文久元（一八六一）年、一等書記官として日本に赴任した。着任数日後に、高輪東禅寺で水戸浪士の襲撃を受け、重傷を負い、在日十数日でイギリスに送り返されたという人物である。彼は、エルギン伯爵（犬塚孝明『薩摩藩英国留学生』ではカナダ総督、萩原延壽『英国策論　遠い崖―アーネスト・サトウ日記抄』ではインド総督になっている）の秘書官を務め、植民地政策、外交問題に通じていた。一八五八年、すなわち安政五年に天津条約批准、日英修好条約調印のためエルギン使節団に加わり、中国、日本を訪れた。日本滞在は三週間ほどの短期間であったが、日本、および日本人に非常に好感をもった。この時の使節団の見聞記、『Narrative of the Earl of Elgin's mission to China and Japan in the years 1857, 58, 59』（『中国および日本へのエルギン伯使節記』）を出版している。その直後の、日本赴任であった。そのためであろうか、襲撃を受け重傷を負ったという不快な過去がありながら、日本人留学生を快く指導し、生活の相談にものっている。余談になるが、この見聞記に感激して、日本への外交官になることを決心したのが、当時ロンドン大学学生であったアーネスト・サトウである。彼は、幕末、維新に在東京のイギリス公使館に書記官として駐在し、日英外交交渉に大きな貢献をした。有名な日本研究家としても知られている。

新納、町田、松木、五代は、オリファントの紹介で、当時のイギリス外相クラレンドンと接触している。この意見交換の機会が、イギリスの対日政策転換を促す結果となっているという。新納らはイギリスで兵器や紡績機械を購入、さらにフランス、ベルギーを訪問、貿易交渉なども試み、慶応二年三月に帰国している。

ロンドン大学で学んだ留学生たちにも、オリファントは種々の影響を与えている。留学生たちは、彼らの助言もあり、夏期の休暇を利用して、積極的に各国を旅行している。森有礼と松村淳蔵がロシアを、鮫島清蔵と吉田清成はオリファント議員に同行してアメリカを、畠山丈之助がフランスを訪問している。

森、吉田らは、本来は天測など海軍関係の技術習得が留学目的であった。しかし、留学生活を通じて、これら「技学」の習得より西欧文化の根底からの理解、西洋学の基礎を究めることが、日本の開化と富強に資すると考えるようになっている。

いかに大藩とはいえ、これらの留学生を長く送っていることは経済的に容易なことではなかった。慶応三年六月までに町田三兄弟、村橋ら七名は、藩からの命令に従い帰国している。

オリファントの勧めもあり、より経済的なアメリカでの勉学を決意して、森、吉田、松村、鮫島、畠山、磯永の六人は同年七月アメリカに渡っている。畠山、吉田、松村はニュージャージー州ニューブラウンズウィックにあるラトガース・カレッジに入った。畠山は、明治四年、社会科学科を卒業、「修士」の称号をえて帰国、三等書記官として明治四年の岩倉使節団に随行している。後に東京開成学校校長に就任している。吉田は、カレッジで政治経済学を専攻、明治三年帰国、大蔵省出仕を命じられている。後の駐米公使である。松村は、留学当初からの海軍修学の初志を貫き、アナポリス海軍兵学校に進学している。同校で、熊本藩からの横井左平太とともに学んだ。勝小鹿の同校入学は、数年遅れる。明治六年卒業、合衆国海軍少尉候補生としてヨーロッパ各地を巡航、同十一月に横浜に帰着した。後に海軍中将に昇任している。

森、鮫島は、祖国の危機ということで、明治元年六月帰国し、新政府より「徴士外国官権判事」に任命され、以後外交畑で活躍した。森は、初代の駐米公使を務めた。イギリス留学からの帰国直後、明治元年に学校取調御用掛も務めたこともあり、その後、教育制度の改革をすすめ、明治十八年、初代の文部大臣になっている。鮫島は、後にフランス公使に任命されている。一同と比較的早期から分かれ、フランスに留学した中村は明治元年、三年にわたる留学から帰国した。明治二年、西郷従道、山県有朋の欧州派遣に通弁官としての随行を命じられ、帰国後外交畑で仕事をした。

パリ万博のために、鹿児島藩重役岩下左次右衛門一行がフランスに到着したのは慶応三年一月である。

註11：その他の藩からの留学生　（82頁）

「安中藩」：藩士新島襄は、前述のように安政二、三年の頃、江戸の田辺塾で尺振八とともに田辺太一に洋学の手ほどきを受け、万延元年から軍艦教授所で天文、物理、数学、航海術さらに英学まで学んでいる。箱館から元治元年にアメリカに密航した。山口藩の五人のイギリス密航の翌年である。しかし、この場合は、藩の援助はなく、全く個人的な行動である。箱館でギリシャ正教の牧師ニコライに日本語を教え生活費を稼いだ。数々のアメリカ人の好意で、ニューイングランドのフィリップス・アカデミー、ついでアーモスト・カレッジを卒業、明治三年にアンドヴァー神学校に入学している。明治四年、ボストンで少弁務使森有礼に面会、その尽力で密出国者からアメリカ留学生としての旅券が与えられている。同年、岩倉使節団の文部理事官田中不二麿の随員となり米、欧の学事視察に参加している。このため卒業を延期していた神学校を明治七年に卒業、帰国、同志社大学設立に尽力した。（同志社編『新島襄書簡集』）。

「熊本藩」：横井小楠の甥左平太、太平の兄弟が小楠の勧めで、慶応二年六月にアメリカに留学している。二人は、長崎で指導を受けたフルベッキの紹介で、ラトガース・カレッジに入学、明治四年に福井にお雇い教師として来日したグリフィスの指導を受けている。左平太は、慶応三年イギリス経由で渡米し、ラトガース・カレッジで学んだ鹿児島藩の松村とともに、アナポリスの海軍兵学校に転学している。病気のためと思われるが、同校を卒業していないようである。明治八年元老院少書記官になり、同十年死亡している。弟の太平は、肺結核で留学を中断して、明治二年帰国している。後述するように、熊本洋学校の創設、同校へのアメリカ人教師ジェーンズ招聘に尽力したが、ジェーンズ来日を待てずに死去している。

「福井藩」：藩士日下部太郎は、慶応元年藩命で長崎に遊学、フルベッキに英語を習った。同三年福井藩の留学生として、教えを受けたフルベッキの紹介で、ラトガース・カレッジに入学、横井らと同様グリフィスの指導を受けている。佐々木権六は、慶応三年、武器買い付けの藩命で、アメリカに派遣された。

「筑前、福岡藩」：前述した慶応二年、ボードウインの帰国に際して幕府医学留学生緒方、松本に同道した赤星、武谷のオランダ医学留学に続いて、平賀磯三郎、青木善平ら六人がアメリカに留学している。その留学先の詳細は明らかでない。なお、赤星は後でも触れるが、明治に入り、オランダからドイツ、ハイデルベルク大学医学部に移っている。後述する幕末留学生をまとめた表2では、原著者尾形の記述通り、福岡藩は筑前藩とした。

慶応二年四月の幕府の渡航解禁、慶応三年四月のパリ万国博覧会開催計画などがあり、この頃から、日本からの渡航者がヨーロッパに、アメリカに急に増えていたのである。幕末の国内での、尊皇、攘夷、倒幕の重苦しい雰囲気とは全く異なった一面が、あまり広く認識されていないが、当時進行していた。

註12：幕末海外留学生を表にまとめて　(82頁)

表1、2は、幕末の幕府および諸藩からの海外留学生の実態をまとめたものである。尾形裕康著『西洋教育移入の方途』から引用させていただいた。幕府の権威喪失という時流の中で、幕府のみならず諸藩が留学生を諸外国に送り出し、欧米の諸情報を取り込もうと懸命になっているのがうかがえる。莫大な資金を要する事業で、表2からも明らかであるが、大藩だけが可能であった。幕府、各大藩が新時代でのあり方を求め

表1　幕末幕府海外派遣留学生

派遣年＼留学先	フランス	イギリス	オランダ	ロシア	アメリカ	合計（人）
文久二年			9			9
慶応元年				6		6
慶応二年		14	2			16
慶応三年	15				1	16
合計	15	14	11	6	1	47

表2　幕末諸藩海外派遣留学生

イギリス留学		
文久三年	山口藩	5
慶応元年	鹿児島藩	17
二年	佐賀藩	5
三年	鹿児島藩	1
	合計	28人

アメリカ留学		
元治元年	安中藩	1
慶応二年	熊本藩	2
慶応三年	福井藩	3
	筑前藩	6
	仙台藩	3
	庄内藩	1
	合計	16人

オランダ留学		
慶応三年	筑前藩	2

フランス留学		
慶応三年	備前藩	1人

たのであろうが、欧米の知識を取り込むのに諸藩の間に競争意識もあったのではないだろうか。
文久二年から慶応三年までの六年間に、イギリスに幕府から十四名、諸藩から二十八名、計四十二名、アメリカに幕府から一名、諸藩から十六名、合計十七名、フランスに幕府から十五名、備前から一名、合計十六名の留学生が派遣されている。これら新しく交流を始めた国とは異なり、十七世紀以来交流を保ったオランダには、幕府から十一名、筑前から二名の計十三名というのは対照的である。維新後医学交流で注目が集まるドイツには、幕末には一名の留学生も行っていない。ドイツに関する情報は、ドイツ公使館開設がもっとも遅れたので、極めて限られていたのであろう。

註13：海外での幕府使節団・留学生と諸藩留学生の鉢合わせ（82頁）
これだけ多くの使節団、留学生が、欧米に出かければ、渡航先で鉢合わせすることは当然である。幕府派遣の使節団、留学生と密航の形で日本を出てきた諸藩の留学生が、また幕臣と尊皇派の藩からの留学生が行き逢って、幕末の外国でどんな会話が交され、またそれぞれどんな批評がなされたのであろうか。特にヨーロッパでは、鹿児島藩の密航留学生が、英、仏、オランダとヨーロッパ中心部だけに限らず、ロシアはサンクトペテルスブルクまで、さらにアメリカにもと、活発に動き回ったから、彼らは、各所でこのような機会をもっている。
薩摩の留学生は、慶応元年、ロンドン到着後しばらくして、同じカレッジで学んでいたのであるから当然のことであるが、文久三年に密航した、長州からの山尾、野村、遠藤の三人に行き逢っている。山尾らが日本を出たときは、長州、山口藩の尊攘急進論と薩摩、鹿児島藩の公武合体論とで、両藩はむしろ疎遠な関係にあった。鹿児島藩の留学生も、坂本龍馬らの提案（慶応二年一月）で、薩長協和の動きが出ていたことなど知る由もない。当初は、山口藩の三人は鹿児島藩を窺うようなぎくしゃくとした会合であったようである。逢っているうちに、日本の将来を論じ、意気投合していった。山口の留学生は、約二年の在ロンドン生活で富国開明論者に変わっていったことであろうが、初めは藩の対立意識で行動し、なお封建制の殻を脱ぎ切れていなかったことが窺われる（犬塚孝明『薩摩藩英国留学生』）。

慶応元年、柴田日向守を代表とする第二次遣仏使節団がロンドンに渡ったとき、鹿児島藩、山口藩からの多数の留学生がいることに不快感を示し、イギリスの外務大臣に、幕府の許可がなければこれら密航者を海軍関係の学校に入れないようにと申し入れをしたという。

この柴田使節団と新納、五代、松木らの鹿児島藩士はパリで行き逢っている。ライデン大学で政治学を学び帰国途中であった津田、西も逢う機会をもっている。五代と旧知であった使節団の岡田摂蔵が、「なぜ密航で来るのか、そんなことをするから、薩摩は異心をもっていると見なされる」と詰問したという。これに対して、五代は、「日本を救うためだ」と答え、日本のあり方について議論をしている。幕府の留学生、使節団員と諸藩の留学生との間で、国という認識に、すでに大きな格差が存在していた。

薩摩の森と松村は、ロンドン大学の夏期休暇でサンクトペテルスブルクに旅行、幕府、開成所から派遣されていた山内、市川、緒方などと会っている。ロシアの現状を見てその後進性を指摘し、また日本人留学生については「山内以外は乳児なり」と酷評している。

福岡藩の柘植善吾は、藩主の命を受けてアメリカに留学、約二年ボストンの学校で学んだ。その後、ヨーロッパを回り慶応三年末に帰国している。この時間関係が正しければ、柘植も密出国したことになる。留学中寄せた手紙の中で、ロンドンでは「薩、長、加州の書生、其外幕生弐拾人余り居候、日々面会致し万端大に都合宜敷御座候」、西洋諸国は「軍備より政体諸規則に至迄能調ひ居候」、これと比べてただ「神州」のことが気がかりである、「日本にて修行致候義は何の為にも相成不申、……実に心外に御座候」などと書いている。帰国後産業の振興、学問・教育の推進の必要性を藩主に献言している。これらの記録が久留米市誌に残されている（石附実『近代日本の海外留学史』）。

各藩からの留学生は何年かの留学生活を体験し、西欧文明をじかにみ、触れた。彼らは当初は自己の藩のためを目的として海外に出たのであるが、対外的独立のための国内統一の急務、皇室を中心とした日本の国家統一に目覚めていっている。これに対して、幕府からの使節団、留学生はその体制保持が急務であったから、そのための技術、理学、工学の導入に固執されざるをえなかった。文久三年、不可能な横浜鎖港を交渉するため派遣された池田筑後守は、もともとは激しい攘夷論者であったが、西洋の制度・文物の進歩に触発されて、当初の使命とは逆に画期的な内容の開国論を幕府に建議した。池田は当初の使命を果たしえなかったという理由で処分され、この建議は受け入れられなかった。

このような状況にあったのであるから、新政府を導いていた当時の開明的指導者たちは、これら海外渡航経験者たちから、多面的に海外の情報を捉えていたことであろう。一時的には攘夷を唱えていたとしても、当然世界についての認識は相当なレベルにあったと考えてもよいのではないだろうか。前述したように、密航してイギリス外相クラレンドンと逢う機会をもった鹿児島藩松木は、同外相に、「薩摩も他の大名たちも、たんに相手が外国人であるからという理由で、外国人との交際に反対しているのではない。彼らが反対するそもそもの原因は、外国貿易を独り占めにし、自分だけが外国貿易から利益に与ろうとする将軍の独占的な精神にある。表顔で、貿易に反対しているが、これもそのためである」と幕府に反対する諸藩の真意を告げている。

一般には、幕末はまさに攘夷の記録の連続であったように考えられているが、幕末の海外交流は、予想以上に早くから、日本の各地で活発に行われていたのである。それにしても、その認識と実態のずれはあまりにも大きいように思う。これについては、以下のような理由がある。これらの留学生も含め、幕末に欧米を訪れる機会をもった幕府および各藩の人々は、厳しい攘夷の世の中の風潮から、その見聞を世に広く積極的に報知することは慎む、むしろそれは隠すという態度を意図的に取っていた。『懐往事談』を著した福地源一郎、『西航記』を刊行した福沢諭吉がそれぞれの著書の中に、当時を思い起こしてそのように記述している。

註14：維新当初から京都で始まった皇学の動き（106頁）

新政府は、徳川幕府の崩壊を機に、鎌倉時代から始まった武家政治を打破し、「神武創業」に範を求めた古の天皇制に復すること、神祇を祀って国を治めること（祭政一致）を基本的理念とすべしとした。国学者である本居豊穎は以下のような建議をしている。すなわち、「中古ニハ漢学ヲ専務ト被遊候付、大学寮中ニ皇学之神祇先賢ヲ不祭シテ只釈尊之法ヲ厳重ニ被立候へ共、是甚主客ヲ違候事ト奉存候……」。

新政府は、皇学者が打ち出したこの理念の下に、わが国の教育は皇学を中心とし、漢学、洋学をその羽翼と見なすという考え方を基本方針とした。岩倉具視が中心となり、慶応四年二月には平田鉄胤、玉松操、矢野茂田郎の三人の皇学者を学校取調掛として呼び集めている。この考えのもとに、まず京都で、宮家、公家など御所関係者を、新体制に対応させるために、皇学を主体とする極めて復古調の強い大学案が提案された。過去三百年の間幕府、各藩で高く評価されてきた漢学、儒学を、皇学の下位に位置づけし、孔子を祀ることを止め、皇祖を学神として学内に祀るというものである。このような理念を展開し、国学者は意気軒昂としていた。

新政府はこの基本理念に基づき、明治二年七月には、祭祀、鎮魂を司る役所、神祇官を政府を意味する太政官の上に置いた。御所の中で、公卿らが神祇の伝統を受け継いできたことは事実であろうが、どのくらい厳しくそれを守ってきたのだろう。最も重要な儀式であるべき歴代天皇の即位の儀式は、唐のそれに準拠してきたものであった。慶応四年八月二十七日の明治天皇の即位にあたり、岩倉具視はこれを遺憾として、急遽神官を呼び寄せ、神国に相応しい古典的儀式にしたというのが実態である（維新資料編纂事務局『維新史』）。

この大学案に関し、漢学派が厳しく異論を唱え、漢学と皇学派の争いは日を追って激しくなった。政府が東京に移ったこともあり、京都における政府直轄の高等教育施設の設置は放棄された。

皇学と漢学の争いは、新政府の高等教育の中心となることが期待されていた大学、すなわち旧幕府の昌平坂学問所に持ち越された。皇学者たちは、昌平坂学問所内に祀られていた聖堂を無視して、皇祖を祀る儀式を強行した。京都に起こった、皇学と漢学の争いが東京に持ち込まれ、大学の学生まで巻き込んだ激しいものとなった。

ペリー来航以来の急速な諸外国との接触、西欧文化の流入、前述したように幕府、諸藩で競争するような留学生の派遣、政治思想を含めた西欧文化の輸入の実態からみれば、極めてちぐはぐな動きといえる。これら皇学関係者には、前述してきたように極めて急速に流入した、西欧の情報が伝達されなかったのだろうか、されても受容を拒否していたのであろうか。いやこのような維新という事態であるからこそ、わが国の独自性を鮮明にしようとした新政府の動きと受け止めるべきであろうか。

相良、岩佐の医学取調掛任命に先立って、明治元年末に、幕府開成所教授であった神田孝平、箕作麟祥(阮甫の孫)、鹿児島藩からの密航イギリス留学生の一人で、慶応四年六月帰国、外国官権判事についていた森金之丞、幕府からイギリス留学をした内田恒次郎が学校取調掛に任命されている。全員が洋学者であり、国学者である京都の学校取調掛とは極めて対照的である。

なお、皇学、漢学両派の争いについて、その詳細に関心を持たれる方は、倉沢剛『学制の研究』などを参照していただきたい。

註15：大学規則・小中学規則の制定、皇・漢学から洋学へ　（１０６頁）

明治二年十二月には、「自今大学校ヲ大学ト改称開成所ヲ大学南校医学所ヲ大学東校ト称ス可キ事」と一般に告示した。皇・漢学派の前述の争いもあり、昌平学校を大学校とし、開成学校、医学校をそのままでは、三学校統一の実を挙げられないと考え、このような名称改正を行ったものであろう。大学南校と大学東校は、主に昌平学校すなわち大学の中で進行していた皇学、漢学派の争いの間を縫って、洋学を基本としてともかくその充実に向かった。

明治三年二月には、大学は大学規則、中小学規則を政府に上申した。政府は、それまでの大学での皇、漢学両派間の争いもあり、直ちには承認する態度をとらず、当規則を執行し、その実効を調べよと様子を見る態度に出た。その内容は、教科、法科、理科、医科、文科の五学科制を採用するもので、各学科には以下のような教課が含まれる。

学科

教科　神教学　修身学
法科　国法　民法　商法　刑法　詞訟法　万国公法　利用厚生学　典礼学　政治学　国勢学
理科　格致学　星学　地質学　金石学　動物学　植物学　化学　重学　数学　器械学
　度量学　築造学
医学　予科　数学度量　格致学　化学鉱土動物学
　本科　解剖学　厚生学　原病学　薬物学　毒物学　病屍剖験学医科断訟法
　　内科外科及雑科治療学兼摂生法
文科　紀伝学　文章学　性理学

三科必読書目
　理科医科ノ二科ハ専ラ南校東校ノ管スル所故ニ姑ク之ヲ略ス
教科　古事記　日本紀　万葉集　古語拾遺　宣命　祝詞　孝経　大学　中庸　詩経　書経　周易　礼記
法科　令残　律儀　延喜式　江家次第　三代格　法曹至要抄　周礼　儀礼　唐六典　唐律明律　文献通考
　大学衍義補
文科　五国史　三鏡　大日本史　枕草子　源氏物語　春秋左氏伝　国語　史記　前後漢書　通鑑
　文章軌範　八家読本

新しく教科、法科、理科、医科、文化の五学科を定め、皇・漢・洋学の区分を廃止して、教・法・文三科の必読書の中に、皇学、漢学の主要図書を取り入れた。すなわち、皇、漢両学を教、法、文三学科の中に取り込み、両派の従来からの争いを解消しようと図ったものである。いやそれ以上に、皇学を重視し、漢・洋学を羽翼とみなす新政府の教育方針から、洋学重視への転換を示唆している。わが国では初めての、大学学制の提案ということができる。

紙面の都合もあり、略記するが、中学は、上掲「三科必読書目」を除けば、上記大学の教科と全く同じで、〝その程度を異にするのみ〟と注記されている。小学に関しては、その教科は「句読、習字、算数、語学、地理学、五科大意」とされ、普通学を修め上記専門五科とはどのようなものかそのおおよそを知ることを目的としている。八歳で小学に入り、十五歳で修了、十六歳から中学に入り二十二歳までに終わり、その中から俊秀を選んで大学に行かせるとするものである。小中学は各府藩県に置き、大学は中央にただ一校置くものとした。

前述のように、本学制の上申に対しては、政府は本来試案程度の受け止め方をしていた。しかし、全国の府藩県はこれを「政府ノ成法」と受け止め、これに準拠して藩校を改組するという動きにでた。事実、これは近代日本最初の学制案として、歴史的にも意義づけられている。

医学はともかく、教、法、理、文の五科への分科の教科案の策定には、やはりフルベッキが関与したが、南校洋学教官らの意見も参考とし、西欧先進国における大学に倣い立案されたものである。フルベッキは、明治二年四月、長崎から東京に新政府により呼び出されている。

慶応四年七月、静岡に移封され、七十万石に削封された徳川家が、同年九月にオランダ留学の西周、イギリス留学の中村正直、外山正一ら洋行学者を集めて、徳川再興を目的に、わが国の最先端を走って静岡学校、沼津兵学校の洋学校を開校している（両校については後述する）。当時としては、もっとも近代的といえる彼らのカリキュラムも、この大学規則立案の参考にされたであろうことは十分に考えられる。医学部教育に関しては、前述したように、ポンペ以来の長崎での、そして松本良順が幕府西洋医学校に導入しようとしたカリキュラムがモデルとしてすでに存在していた。

大学本校、すなわち皇、漢学者からなる旧昌平学校の教官および学生たちは、この学制は洋学の急激な進出であり、外国の模倣であると松平別当に強く抗議した。今回は皇学派と漢学派が手を組み、洋学派と衝突したのである。皇、漢学の教員は職を辞すといい、学生もこれに同調するという状態で、大学本校は収拾がつかない状態に陥った。重ねて、教員と文教政策に関与する事務方との間も種々意見の不一致をみるにいたった。明治三年七月、松平別当は施す術もなく、辞表を提出した。一説によると、政府は松平別当以下大学幹部を国学教官とともに総罷免したという。

皇、漢学派が相争い、さらに、皇、漢学派が手を組んで洋学と争うなど問題の中心となってきた昌平学校すなわち大学本校は、この紛争を契機に明治三年七月閉鎖され、学生も退学に処せられた。大学は、最終的には、現在の文部科学省にあたる、中央教育行政機能を司る施設とされ、大学南校、大学東校、その他の大学管轄の学校、病院（長崎、大阪その他）を管理するものとなった。大学の教育部門は、南校、東校が主体となり、もっぱら実用主義・知識偏重の教育理念のもとで、洋学を研究、教授する所となったわけである。政府は試案として受け止めたことになっているが、洋学重視の教育政策が採択されたわけである。別当不在のまま、明治四年七月文部省設立まで、南校は前に触れた加藤弘之大学大丞が、東校は大学権大丞岩佐純・同相良知安が統べることになった。いわば文部大臣不在のままでの、新しい文教政策がスタートしたのである。

註16：積極的人材養成策としての明治初期の海外留学生派遣（124頁）

幕末にすでに、幕府と経済的に余裕のある大藩は、あたかも競争でもするかのように、海外留学生を欧米に送り出していたことは先に触れた。新政府も、維新当初より、西欧の先進文化の導入、人材養成のためにもっとも重要な手段と期待して、海外留学生の派遣を積極的に押し進めた。慶応四年二月、外国事務局が設立されたが、議定に就任していた松平慶永、山内容堂、島津忠義は早速意見書を提出、この姿勢を強く打ち出している。大久保利通も、天皇親政の体制を補佐し支える、新しい日本のトップリーダーとなる人材の養成が何よりも緊急として、公家、大名のすぐれた人材をイギリスに三―五年派遣すべしとした。すでに慶応四年三月に太政大臣三条実美の嗣子公恭、公家の中御門経隆、徳山藩主世子毛利平六郎がイギリスに留学している。この他、山口、鹿児島藩の各一名が官費で、さらに山口から二名、広島、金沢、岩国、福岡、土佐の各藩から一名ずつが、おそらく藩費によるものであろうが、公費で欧米に留学している。正確な数を摑みえないが、明治元年の留学生は十三名前後である。

明治二年にも、ほぼ同数の留学生が派遣されている。兵部省派遣の吉井幸蔵、イギリス公使館員サトウの秘書を務めた野口富蔵が官費で、さらに金沢藩の三名、山口藩の三名、柳川、熊本、静岡、広島の各藩から一名ずつ、公費で留学生が派遣されている。宇和島の商人藤田隆三郎が、私費でイギリスに出ている。

また幕末、幕府から派遣されてアメリカに留学していた勝小鹿、高木三郎ら五名、ロシアに留学していた市川文吉、在英の一名が新政府の官費留学生として承認されている。ドイツ留学の佐藤進、荻原三圭、青木周蔵については別に触れた。

明治三年には百八十余名もの留学生が派遣されている。皇族の華頂宮博経、東伏見宮嘉彰、伏見宮能久、公家の岩倉具視の三男具定、四男具規、押小路三丸、西園寺公望、中御門寛磨、東久世通暉、万里小路秀丸らが欧米に出かけている。大名としては、米沢の上杉勝賢、盛岡の南部英麿、大村の伊達宗之助、仙台の伊達宗敦、上田の松平忠礼らである。皇室からの留学生の派遣は明治三年度が初めてである。それに各藩からの藩費による公費留学生も、十名を超す山口がその典型であるが、その数は格段に増加している。

明治三年度以降の留学生の特徴は、刑部、大蔵、工部、陸軍、海軍兵学寮、勧農寮、開拓使と現在でいえば各省庁が、あたかも競い合っているかのように、留学生を海外に派遣していることである。政府各省庁は、人材を速やかに養成して、それぞれの近代的運営法を習得させたいと考えたのであろう。前述したが、各省庁はその留学生として、必要に応じて南校生徒も一本釣りしている。これら政府機関からの留学生はもちろん官費である。

この年、政府は金沢、鹿児島など全国十五の大藩に、「政事ニ与リ要路ニ当ル」地方行政の指導者を海外視察員として、それぞれ二名ずつ派遣するように命じている。それぞれの知事、参事が、一年という限られた期間であったが、欧米の政治、社会、文化を調査、見学した。

明治四年度の留学生の数は二百十名を超えている。まさに、政府各省庁および各藩から、明治初年から同四年までは、留学生は、あたかも流行のように各国に送り出された。

石附実著『近代日本の海外留学史』の末尾には、幕末および維新初期の海外留学生がアイウエオ順に、その所属、留学先国、留学開始年などを含め呈示されている。同書から引用させていただいて、慶応四年初めから明治七年まで、著者のいう第一期留学生の年次別数および国別留学先を示しておく。アメリカ、イギリスに派遣された留学生が圧倒的に多いが、その他十カ国に分布している。

明治二年広島藩から藩費でフランスに派遣された渡六之助（後の貴族院議員）は、留学先のパリで普仏戦争に巻き込まれている。大佛次郎の『パリ燃ゆ』の各所にその名が出てくるが、帰国後『巴里籠城日誌』を刊行している。王政、帝政そしてパリコンミューンと、先進国フランスの内乱、ヴェルサイユにおけるウィルヘルム一世のドイツ皇帝就任など、ヨーロッパ政治の変貌を、日本の封建制度から抜け出たばかりの渡は、どのような感慨を持ってみたことであろう。一方、明治二年六月、陸軍から派遣された大山巌（当時弥助）、品川弥次郎は、ビスマルク宰相のもと、モルトケ元帥が指揮するプロシア軍に従軍している。この二人のもともとの留学目的はフランス陸軍の視察であった。明治元年、フランスから帰国した、薩摩欧州留学生の一人中村博愛が、この二人に随行している。前述したが、福岡藩の赤星研造も、プロシア軍軍医としてこの戦争に従軍し

留学者の年次、国別統計（延人数）

年度＼国	米	英	独	仏	露	中国	オーストリア	ベルギー	香港	伊	蘭	スウェーデン	計
明治													
元	3	6		3								1	13
2	5	5	2								1		13
3	69	55	32	25	4			2					187
4	80	71	34	17	4	7		2	2	1			218
5	44	18	7	15	1		1						86
6	2	10	6				4			1			23
7	6	3	1										10
計	209	168	82	60	9	7	5	4	2	2	1	1	550

ている。偶然とはいえ、維新の三年目にして、欧州の戦乱を、世界の動きを、それぞれの立場にたって、おのおの相対する側から体験していたのである。陸軍だけでなく海軍も軍人をヨーロッパに派遣している。東郷平八郎以下十二名の海軍軍人が、明治二年イギリスに留学している。

これら留学生の語学の素養がどのくらいであったのか、その詳細を明らかにはしえないが、海外に派遣しさえすれば必要とする人材を養成できるとしていたのであろうか。前述した三条実美の息子公恭のイギリス留学に随行した尾崎三良が、「一行（前述の三条、中御門の息子、毛利六郎およびその随員計八名）中英語を解するもの一人もなく、彼の同伴英人の僅かに日本語の片言を解するのみなれば其困難名状すべからず。……」とその手記を残している（尾崎三良『尾崎三良自叙略伝』）。維新当初の留学者の実態は、このようなものであったろう。

当時の文部省の一部局ともいえる地位にあった南校、東校でも、教育はなお混乱状態にあったが、留学生に関して各省庁と同じ動きをしている。明治三年六月に「人物学業精選之上、先ツ四五人西洋各国へ留学被二仰付一候様致度候事」という伺いが政府に提出されている。以下に出てくる留学生は、前述の各年度の留学生の数の中にもちろん含まれる。

南校から、明治三年八月、専門生徒静岡藩目賀田種太郎、佐賀藩香月経五郎、姫路藩長谷川雉郎、大垣藩松本荘一郎がアメリカに、金沢藩松原旦次郎、佐賀藩古賀護太郎がフランスに留学を命じられている。なお、普仏戦争の勃発で、後の二人はベルギー留学に変更されている。さらに十月に、同校学生神田乃武（孝平の息子）、馬込為助が自費留学を許可され、小弁務使として渡米を命じられた森有礼に同行してアメリカに留学している。これら留学生に加え、大学は、前にも触れた、静岡藩士、十六歳の菊池大麓を極めて優秀であるからと留学生に推薦している。菊池は、当時南校の学生ではなかったが、南校教員箕作秋坪の次男である。彼は慶応二年すでに幕府の留学生として、十二歳でイギリスに留学したが、前述のように慶応四年帰国している。大学はさらに三、四年留学させたら、新国家に必ずや有為な人物になると推薦している。大学当局としては、大学以外でも人物の発掘に努めていたという一例である。菊池は、その後すぐ、東久邇宮の随行員としてイギリスに再度留学している。彼は、わが国に近代数学を紹介、導入し、後に東大、京大総長、学士院長を歴任した。

南校生徒の留学と併行して、外国書を翻訳しようとしても不審の点も多々あり、質問しようにも専門の人物もいないから、六カ月程度、授業に差し支えないよう配慮して、南校教師も留学させたいとの伺いが出された。これも、承認され、南校教師三人が英、米、仏に、東校教師三人がドイツに派遣されている。大蔵省は経費節減のために、教員としての官禄は支給しないで留学生の身分で行かせてはと、これらの伺いに注文を付けている。

留学生としては、西南雄藩の士族が目立つものの、新政府に抵抗した藩からも多くはないが留学生が選ばれている。倉沢剛の『学制の研究』によれば、「開拓使要員としての南校生徒の官費留学」の部に以下の記述がある。明治三年十二月、北海道開拓使の申請により、館藩代島倫蔵、斗南藩山川建次郎を「工業勤学トシテ」、大泉藩服部敬二郎を「鉱山勤学トシテ」ロシアに派遣するというものである。なおこの他に開拓使から、山口藩山尾丈太郎、鹿児島藩種田清一、同最上五郎が「農業勤学」で、鹿児島藩二木彦七、山口藩来島彦五郎が「鉱山勤学」で、アメリカに派遣されている。山川建次郎は斗南藩となってはいるが、東征軍に抵抗した会津藩軍事総督山川浩の弟である。実際にはロシアでなくアメリカのエール大学で物理学を学び、後に東京、九州、京都帝国大学の総長を歴任した。末の妹捨松は津田梅子ら四人と、わが国初めての女子留学生として、明治四年岩倉使節団に同道アメリカに留学している（星亮一『敗者の維新史』）。大泉藩服部敬二郎も、アメリカ留学に変更になっているが、会津同様東征軍に抵抗した庄内藩の士族である。なお、代島の館藩は松前藩の支藩である。開拓使の黒田清隆は、西南諸藩より東北出の人物が北海道開拓に適しているからというのがこの三人を選抜した一つの理由であったという。

大学、各省、各藩から指名され、今考えても驚くほど多数の官費、公費留学生が維新当初に各国に派遣されている。皮肉なことであるが、長い幕藩体制は士族という質のよい人材を育てていたともいうことができる。ちなみに官費留学生の俸給は一等五十ドル、二等四十ドル、三等三十ドルで、衣食雑費は別に支給され、留学期間は五年、学費は留学先にもよろうが年間千ドルと想定していたようである。東校からの留学生の一人である大沢謙二が記述しているが（『燈影蟲語』）、幕末、幕府医学所での勉学中の生活費は、一カ月二分二朱（一両は四分、一分は四朱、一ドルは約三分）というから、当時海外留学にいかに高額な費用を要したかということが想像されよう。政府は「費用モ莫大之儀ニ有レ之候ニ付、俊秀之者御精選無レ之候テハ不二相成一」と人材の選択に注文を付けている。維新早々からの、多数の外国人教師の雇用と併行してのこれら留学生の派遣については、新政府の焦りとみる見方もあろうが、経済的には大きな負担で、驚くほどの大きな決断であったといえよう。

　上述した多額の官費留学生の費用、これに明治四年の廃藩置県による各藩からの公費留学生の費用の負担が新たに重なり、新政府にとっては海外留学生の派遣は経済的に大きな問題となった。その上、情実などで選ばれ成業の見込みのない不適格者の留学、留学目的の選定の不的確さなどなど、維新当初の留学生の派遣は多くの問題を露呈した。東校からの留学生はみな洋学の素養をすでに持っていたからまだしも、南校からの留学生の中には、戊辰戦争の論功行賞で洋行を許されたものなども少なくなく、アベセーのアの字も知らないというのがいた。もちろん頑張って勉強した留学生も少なからずいたのであるが、勉強についていけず金のあるのに任せて遊んだ連中がいた。

　明治四年秋出発の岩倉使節団は、もちろん、海外視察、条約締結国との友好を主目的としたが、各国にいる官費留学生の実態調査もその目的の一つであった。これらの検討の結果、明治六年十二月海外官費留学生の一括引き揚げが決定された。前掲した石附の表が、明治七年までであるのはこのためである。前述の開拓使推薦留学生の山川健次郎にも、帰国命令はとどいた。後一年余の修学で、エール大学理学部のバチェラー・オブ・フィロソフィーの学位受領が見込まれる状態であった。彼は、幸運にも学費を援助してくれるアメリカ人が見つかり、学位を取得して明治八年帰国することができた。留学の目的や意義が明確でない留学生が、アメリカにも少なからず滞在していたことを山川自身認めている。官費海外留学生の派遣制度が新たに検討され、明治八年から実施された。

註17　東京大学の前身といわれる南校の生い立ちとその実態（126頁）

維新当初は、前述したように政府は極めて頻回に諸制度を変更、改正している。学制についても例外でない。そのすべてを記載することはあまりにも煩雑であり、また本書の目的とするところではない。

明治二年、開成学校が開校されると、各藩から生徒が殺到し、英仏二科で四百名にも達し、教場はたちまち学生であふれた。当初の教員は、静岡に移ることなく東京に残った旧幕府開成所の教官であった。この学生の急増で、明治元年九月開校された静岡藩静岡学校の教員になっていた旧幕府開成所教員が、急遽呼び返されている。

ついで六月、前述のように開成学校が大学別当の監督下に入り、医学校とともに大学校の分局となった。当時在日していたのであろうフランス人のプーセ、イギリス人のパーリーが、日本人教師とともに、明治二年二月から授業を始めている。前述したような学生の急増のため、同年四月、長崎からフルベッキを招聘した。明治二年十一月には、学生の要求を満たしより十分な教育をほどこすためと、さらに新たな外国人教師採用の要請が政府に出された。また、同時にドイツ学の開講とドイツ人教師の採用の要請もなされている。三年正月にはアメリカ人コルンス、イギリス人ダラスが雇い入れられ、十一月にはドイツ語教師ワグネルが着任、ドイツ学が開講されている。

なお二年十二月、前述したように大学校であった昌平校が大学に改められ、開成学校が大学南校、医学校が大学東校に改称されている。

三年二月には、前述のように大学規則・小学規則が政府に提示された。全国の府、藩、県はこれを「政府の成法」と受け止めた。五学科制のうち、神教学、修身学の教科は旧昌平学校である大学で、法、理、文は大学南校で、医学はもちろん大学東校で教授される構想であった。

南校、東校の場合は正則および変則の制度が設けられた。正則とは外国人教師について、まず専攻外国語の発音、会話を学び、同外国語によってすべての講義を受けるものである。変則とは外国教科書の訓読、解意を主として、日本人教師により日本語で講義を受けるものである。正則、変則いずれの場合も、普通科、専門科の二級に分けられた。普通科は初等、八等、七等、六等および五等の五段階からなり、その教科は語学、数学（幾何学を含む）、地理、歴史、窮理学である。これを終わって、法科、理科、文科の専門に進み、これには四、三、二、一等の四段階がある。学力が適切と判断されれば、日時を待たず上級にすすめた。専門科の教科は先に紹介した内容である。当分は、普通科の授業を余儀なくされるが、二、三年後には専門科を開講できるものと期待された。

なお三年二月に、南校は貢進生制度を定めた。十五万石以上の大藩は三人、中藩は二名などと、石高に応じて各府藩県から一定数の有能な人材を藩費で大学に差し出させる制度である。これで、新規学生の募集を停止した。入舎生（入寮生）は正則の貢進生で、五百五十名を限度とし、修業年限を五年とした。各府藩県は、それぞれの将来を背負う若者を育て上げようと、有能な人材の派遣に努めた。しかし、貢進生の学費は、月十両、書籍代五十両と高額であり、これに加えて東京での生活費まで考えると、府、県はもちろん小さな藩では、南校すなわち新政府の求めに応じることは容易でなかった。貢進生を派遣した藩の数としては、全藩数二百六十一藩のうちの二百五十九藩に及んだ。しかし、三名を派遣しえた大藩は、二十四大藩中の十三藩、二名を派遣しえた中藩は、六十藩中の二十七藩である。規定数通りにいけば全員で三百八十九名になるべきであるが、実際に派遣された貢進生は、三百十名であった（明治四年を待たずに廃藩した藩もある）。

貢進生は全員寄宿生で、全員外国人教師の授業を受ける正則生に編入された。語学の学力差は激しかったという。この中には、小村寿太郎、杉浦重剛、穂積陳重、鳩山和夫など政界、官界、教育、司法、実業で後年活躍した有能な人材が含まれていた。しかし、藩内事情、情実に左右されたこともあったようで、実態は玉石混淆であったようである。

ここで注目しておきたいことは、南校には急速に多くの外国人教師が雇い入れられていたことである。貢進生三百十名のうち、二百十九名が英語を、七十四名がフランス語を、十七名がドイツ語を学習することを、選択、希望した。これら学生に対応するため、外国人教師も増加させている。明治三年七月には七名であった外国人教師が、同年末には十二名に、四年三月には十七名になっている（『東京大学百年史・通史一』）。

幕末、幕府開成所にあっても蘭学のみでなく、英学、仏学、さらにロシア語、ドイツ語学も開講されたことは先にも述べた。もっとも、それぞれの語学を教える外国人教師はいなかった。そして、次の段階として、長崎に、横浜に、箱館に、幕臣のみでなく陪臣にも開かれた、外国人による外国語学校が開設された。さらに海外渡航許可とともに、各藩から欧米諸国に留学生が派遣された。このような動きの中で、政府はもちろん、南校に集まる貢進生も当然外国語学習への関心を高めていたであろう。

幕府の開成所、私塾で伝統的に行われてきた、句読師の監督のもとでの、自習を主体とした輪講形式の語学の研修ではもはや満足はされなかった。眼で文章を理解する語学から、耳で聞き、外国語で意見を発表するための、外国語の研修が当然求められた。このためには、外国人教師の増員は必須なことであった。明治三年七月の時点で、口うるさい皇学、漢学派の根城であった大学が閉鎖されたのであるから、外国人教師導入にも抵抗は少なくなったのではなかろうか。

当初は、当時日本に在住した外国人の中から、教員が採用された。しかし、日本在住の外国人は、教員資格を持つものが来ていたわけではない。フルベッキのような高い見識を持った人物をと指名して、海外から招聘する外国人教師に代わっていった。これら招聘教師には、高額な給与に加え家族を含めての支度金、旅費、それぞれにヨーロッパ型の家屋が新設され、提供されている。

明治四年七月には廃藩置県が実施され、これによる貢進生制度の見直し、南校、東校の一時的閉鎖、それらの再度の立ち上げが行われた。

以下は、本書が取り扱う範囲を超えるが、両校はさらに大幅な変遷を辿った。すなわち、明治五年八月には、新設された文部省から新学制が公布され、南校は第一大学区第一番中学と改称された。さらに明治六年四月には開成学校、明治七年五月には東京開成学校と改称され、明治十年には、医学部である東校も含め、東京大学になっている。

もちろん、これら名称の変更はその内容の変革を伴う。このような目まぐるしい変革の間も修学を継続し、東京大学の課程を修了したと認定され、学位を取得しえたのは、上述の三百余名の貢進生のうち、理学士の十二名、法学士の二名、薬学士の一名にすぎない（『東京帝国大学五十年史』）。この間、不透明な東京開成学校の実態などから、前述のように、優秀な学生は北海道開拓吏をはじめとする各省庁の官費留学生に推薦され外国に留学し、南校から離脱した。また、明治四年の廃藩置県により、出身藩からの経済的支援に見通しが立たなくなり、就学を断念した学生も少なからずいた。さらに、経済的にも保証され、将来の見通しも安定している各実務省庁の専門学校、例えば司法省法学校、工部省工学寮などに移った学生も多々いた（中山茂『帝国大学の誕生』）。急速な新政府の展開から、各省庁はその課程も教育内容もなお不定な南校からの卒業生を待つより、短期間に、使える人材を独自に養成したかったのである。

参考文献

B・M・アレン　庄田元男訳　『アーネスト・サトウ伝』　平凡社　一九九九年
池田哲郎　「熊本藩の蘭学」　蘭学資料研究会研究報告　第八十四号
池田哲郎　「毛利藩の蘭学」　蘭学資料研究会研究報告　第九五号
石黒忠悳　『懐旧九十年』　岩波文庫　一九八三年
石田純郎　『江戸のオランダ医』　三省堂選書　一九八八年
石原千里　「オランダ通詞名村氏」　英学史研究　二一　一九八八年
石附実　『近代日本の海外留学史』　ミネルヴァ書房　昭和四十七年
維新資料編纂事務局　『維新史』　明治書院　昭和十六年
井田好治　「長崎におけるオランダ商館員と蘭通詞による英学の移入」
　『蘭学と日本文化』緒方富雄編　東京大学出版会　一九七一年
伊東栄　『伊東玄朴伝』　玄文社　大正五年
犬塚孝明　『薩摩藩英国留学生』　中公新書　昭和四十九年
井上清　『日本の歴史』　岩波新書　一九九八年
上村直巳　『リヒトホーフェンの見た幕末・明初の九州』
　文学部叢書　第56号　地域科学篇　一九九七年
大久保利謙　『津田真道　研究と伝記』　みすず書房　一九九七年
大沢謙二　『燈影蟲語』　東大生理学同窓会篇　昭和五十四年
大橋昭夫・平野日出雄　『明治維新とあるお雇い外国人・フルベッキの生涯』
　新人物往来社　一九八八年
緒方富雄　『緒方洪庵伝』　岩波書店　昭和十七年

尾形裕康　『西洋教育移入の方途』講談社　昭和三十六年
岡山大学医学部　『岡山大学医学部百年史』　医学部創立百周年記念会　昭和四十七年
尾崎三良　『尾崎三良自叙略伝』　中公文庫　昭和五十五年
尾佐竹猛　『幕末遣外使節物語』　講談社学術文庫　一九九七年
開国百年記念文化事業会編　『鎖国時代日本人の海外知識』　乾元社　昭和二十八年
鍵山　栄　『相良知安』　日本古医学資料センター　昭和四十八年
勝田政治　『廃藩置県　「明治国家」が生まれた日』講談社選書メチエ　二〇〇〇年
金沢大学医学部百年史刊行会　『金沢大学医学部百年史』　昭和四十七年
神谷昭典　『日本近代医学のあけぼの』　医療図書出版社　一九七九年
川喜多愛郎　『近代医学の史的基盤』　岩波書店　一九八三年三刷発行
熊本市医師会　『熊本市医師会史』　昭和五十二年
倉沢　剛　『学制の研究』　講談社　昭和四十八年
W・E・グリフィス　亀井俊介訳　『ミカド』　岩波文庫　二〇〇一年
W・E・グリフィス　山下英一訳　『明治日本体験記』　東洋文庫　平凡社　一九八四年
本山幸彦　『明治前期学校成立史』　臨川書店　平成二年復刻版
呉　秀三　『シーボルト先生3　その生涯及び功績』　平凡社　一九九四年
桑田忠親　『蘭方医桑田立斎の生涯』　中公文庫　一九八五年
E・ケンペル　今井正訳　『日本誌』　霞ヶ関出版　昭和四十八年
小泉信三　『福沢諭吉』　岩波新書　二〇〇一年
在米日本人会　『在米日本人史』　在米日本人会　昭和十五年
坂井栄八郎　『ドイツ史10講』　岩波新書　二〇〇三年
佐賀県医師会　『佐賀県医学史』　佐賀県医師会　昭和四十六年

笹岡芳名　「越藩以来の福井医史」　刀圭新報　第六巻七頁　大正三―四年
佐々木克　『江戸が東京になった日』　講談社選書メチエ　二〇〇一年
アーネスト・サトウ　坂田精一訳　『一外交官の見た明治維新』　岩波文庫　一九九七年
佐藤昌介　『崋山・長英論集』　岩波文庫　一九九四年
佐藤昌介　『高野長英』　岩波新書　一九九七年
L・L・ジェーンズ　田中啓介・上田穣一・牛島盛光訳　『熊本回想』　熊本日日新聞社　昭和五十三年
芝哲夫　『オランダ人の見た幕末・明治の日本』　菜根出版　一九九三年
芝哲夫　「開成所の科学者達」　学士会会報　№八四一　二〇〇三年四月
司馬遼太郎　『明治という国家』　NHKブックス　一九九八年
尺次郎　『英語の先達　尺振八』　浜風新聞社　平成八年
邵　沛　「日中両国における人痘接種法の比較研究」　日本医学史学雑誌50：（2）　187―22
菅谷章　『日本医療制度史』　明治百年史叢書　昭和五十三年改訂
杉本つとむ　『江戸の翻訳家たち』　早稲田大学出版部　一九九五年
杉本勲編　『近代西洋文明との出会い―黎明期の西南雄藩―』　思文閣出版　一九八九年
村主巌　『メモランダム―市井の医師の小さな真実―』　日曜随筆社　一九九五年
高橋邦太郎・冨田仁・西堀昭編　『フランス語事始』　校倉書房　一九七五年
高谷道男　『ドクトル・ヘボン』　大空社　一九八九年
滝田貞治　『仏学始祖村上英俊』　厳松堂書店古典部　昭和九年
尋田建次　『日本近代学校成立史の研究』　玉川大学出版部　一九八八年
田中助一　『防長医学史』　聚海書林　昭和五十九年
千葉大学医学部創立八五周年記念会　『千葉大学医学部八十五年史』　昭和三十九年
津田進三　「金沢医学館と蘭医スロイス及びホルトマン」

蘭学資料研究会研究報告　第百八十三号
東京大学『東京大学百年史—通史１』東京大学出版会　昭和五十九年
東京大学医学部創立百年記念会『東京大学医学部百年史』東京大学出版会　昭和四十二年
東京帝国大学『東京帝国大学五十年史』一九三二年
同志社編『新島襄書簡集』岩波書店　一九七六年
内務省衛生局『医制五十年史』大正十四年
長崎大学医学部『長崎医学百年史』長崎大学　昭和三十二年
中山沃『岡山の医学』岡山文庫　一九七一年
中山茂『帝国大学の誕生』中公新書　昭和五十三年
長与専斎「松香私志」『松本順自伝・長与専斎自伝』東洋文庫　平凡社　一九八〇年
西岡まさ子『緒方洪庵の息子たち』河出書房新社　一九九二年
日本科学史学会編『日本科学技術史大系　第二十四巻医学一』第一法規出版　一九六五年
沼津市明治史料館『沼津兵学校』同資料館　昭和六十一年
萩原延壽『英国策論　遠い崖—アーネスト・サトウ日記抄』朝日新聞社　一九九九年
J・Z・バワース　金久卓也・鹿島友義訳『日本における西洋医学の先駆者たち』慶應義塾大学出版会　一九九八年
H・コータッツィ　中須哲朗訳『ある英人医師の幕末維新』中央公論社　昭和六十年
平尾道雄『土佐医学史考』高知市民図書館　昭和五十二年
フォルカード、中島昭子・小川早百合訳『幕末日仏交流記』中央公論社　一九九三年
福沢諭吉『福翁自伝』岩波書店　昭和三十八年
福地源一郎『懐往事談』大空社　伝記叢書　一九九三年

藤井　泰　「山尾庸三とユニバーシティ・カレッジ」　英学研究二十二号　一九八九年
H. Beukers　『ヒポクラテス日本特使　フィリップ・フランツ・フォン・シーボルトの功績』
「日蘭交流の四世紀」財団　一九九七年
星亮一　『敗者の維新史』　中公新書　一九九九年
堀孝彦　『英学と堀達之助』　雄松堂出版　二〇〇一年
松尾正人　『廃藩置県　近代統一国家への苦悶』　中公新書　一九九七年
三浦義彰　『医学者たちの百五十年』　平凡社　一九九六年
宮城県医師会　『宮城県医師会史―医療編』　宮城県医師会　昭和五十年
三宅秀　「三宅秀回顧談」　日本医史学雑誌十六巻三号六十八頁
宮武外骨　『府藩縣制史』　名取書店　昭和十六年
宮地正人　「混沌の中の開成所」　『学問のアルケオロジー』
東京大学創立百二十周年記念東京大学展　東京大学出版会　一九九七年
本山幸彦編著　『明治前期学校成立史』―近代日本の中等教育史―　臨川書店　昭和四十年
森川潤　『ドイツ文化の移植基盤』　広島修道大学学術選書十三　雄松堂　一九九七年
山口医師会　『山口医師会史』　山口県医師会　昭和三十九年
山崎正董　『肥後医育史』　大和学芸図書出版株式会社　昭和四年
吉田寅編　「十九世紀中国・日本における海外事情摂取の諸資料―『聯邦志略』、
『地理全志』、『大英国志』の資料的考察―」　立正大学東洋史学研究室　一九九五年
吉村昭　『白い航跡』　講談社文庫　二〇〇〇年

（著者名の五十音順）

人名索引

マ行

ヤ行

ラ行

ワ行

【著者紹介】

吉良枝郎（きら　しろう）

一九三〇年生まれ。医学博士。専門は呼吸器内科。

東京大学医学部医学科卒業。東大医学部第三内科研究生を経て、フルブライト交換学生として米国へ留学。

その後、順天堂大学医学部助教授、自治医科大学教授、順天堂大学医学部教授、日本胸部疾患学会会長、ＡＰＳＲ(Asian Pacific Society of Respirology)会長、順天堂大学医学部長、学校法人順天堂理事などを歴任。

現在、順天堂大学名誉教授、自治医科大学名誉教授。

幕末から廃藩置県までの西洋医学

二〇〇五年五月一七日初版発行

著者――吉良枝郎
発行者――土井二郎
発行所――築地書館株式会社
東京都中央区築地七―四―四―二〇一　〒一〇四―〇〇四五
TEL〇三―三五四二―三七三一　FAX〇三―三五四一―五七九九
ホームページ＝http://www.tsukiji-shokan.co.jp/
印刷・製本――株式会社シナノ
装丁――小島トシノブ

ISBN 4-8067-1306-6 C0021

メールマガジン「築地書館Book News」申込はhttp://www.tsukiji-shokan.co.jp/で

●築地書館の本

武士道　日本人の魂

新渡戸稲造［著］　三〇〇〇円＋税
飯島正久［訳・解説］　◉3刷

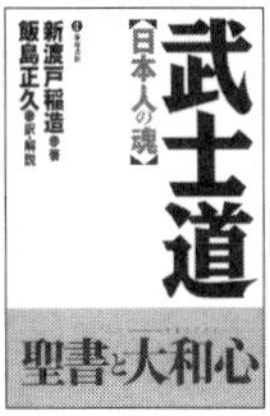

クリスチャン新渡戸稲造の著書を、牧師の眼で読み解き解説。「武士道」をはぐくみ育てた日本の精神土壌に、キリスト教の種子である「キリストの福音」そのものを種蒔きしようという著者の熱い祈りが秘められている書。

筑豊のこどもたち

土門拳［写真集］　二七〇〇円＋税　◉15刷

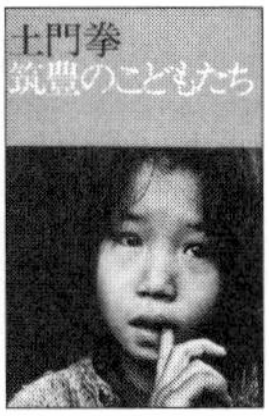

リアリズム写真界の巨匠・土門拳の代表的作品。
一九五九年暮れの筑豊炭田の厳しい現実を、こどもたちの動作や表情を中心に映像化した名著。

黒髪の文化史

大原梨恵子［著］　四七〇〇円＋税　◉6刷

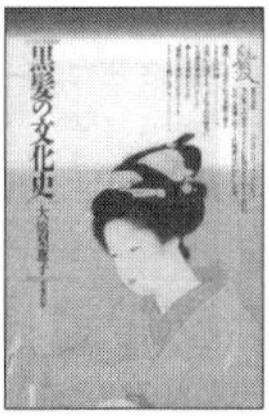

◉歴史街道評＝二六〇余の結髪図、小道具図が配された「日本髪形事典」。◉読書人評＝各時代の風俗、社会背景と、男性および女性の髪形の種類と特徴を詳述。◉朝日新聞評＝髪形の背景にそれぞれの時代がくっきり浮かび上がる。

日本人はなぜ「科学」ではなく「理科」を選んだのか

藤島弘純［著］　二四〇〇円＋税

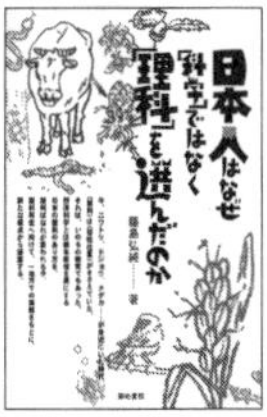

ニワトリ、メダカ……が身近にいた時代、〈理科〉は〈百姓仕事〉がささえていた。西洋科学とは根本思想を異にする日本の理科のあり方を、理科再生へ向けて、新たな視点から提案する。

くわしい内容はホームページで。URL=http://www.tsukiji-shokan.co.jp/

●新薬開発物語

シャーマンの弟子になった民族植物学者の話［上・下］

マーク・プロトキン［著］　屋代通子［訳］　◉2刷

上巻…二二〇〇円＋税　下巻…八〇〇円＋税

幻覚剤から抗がん作用まで、「神々の植物」の謎に迫る。全世界でベストセラーとなった、植物、新薬開発、動物、人間たちをめぐる冒険旅行記。

◉**ニューヨーク・タイムズ評**＝フィールド調査で科学者が新薬の基となる植物を見出す苦労を生き生きと伝えてくれる。

◉**ナチュラル・ヒストリー評**＝一ページ一ページがまるで冒険映画のワンシーンだ。

◉**朝日新聞評**＝南米アマゾンの先住民たちが治療のために現地の植物をどのように利用しているかを、アメリカ人である著者が研究してきた、その活動のまとめである。

◉**東京新聞評**＝熱帯雨林とそこに住む人々の存在の意味の重さを教えてくれる。

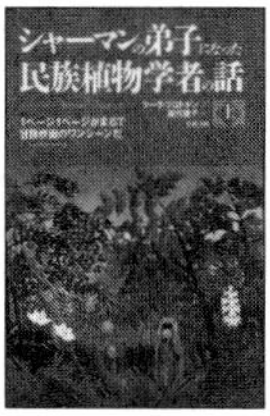

世界を動かす日本の薬

岡本彰祐［編著］

◉2刷　一八〇〇円＋税

戦後まもない日本で、世界を驚かせた一大創薬プロジェクト。その達成のために未知の世界に情熱を傾け、妥協なき闘いを続けた人びとの苦悩と努力……。

現在、世界一二〇カ国で使われている止血剤、血栓治療薬など、世界的な創薬研究の先頭に立ち、ノーベル賞候補にもなったプロジェクトチームリーダーが、日本発の新薬開発のドラマを自ら描く。

◉**読売新聞評**＝ふだん知らない薬の開発史やその裏側がわかり、興味深い。

◉**日経メディカル評**＝日本で開発された抗トロンビン薬アルガトロバンを海外に認めさせるまでの過程と、その間に発生した課題を描く。著者自身が開発者だけに説得力がある。

◉**国際医薬品情報評**＝この本は医薬品開発の「プロジェクトX」である。

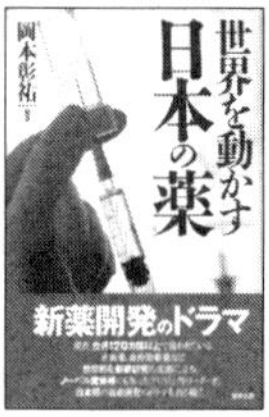